U0336613

中国医学临床百家

陆前进 / 著

红斑狼疮诊疗
陆前进 2017 观点

科学技术文献出版社
SCIENTIFIC AND TECHNICAL DOCUMENTATION PRESS

·北京·

图书在版编目（CIP）数据

红斑狼疮诊疗陆前进2017观点/ 陆前进著. —北京：科学技术文献出版社，2017.5

ISBN 978-7-5189-2488-2

Ⅰ.①红… Ⅱ.①陆… Ⅲ.①红斑狼疮—诊疗 Ⅳ.① R593.24

中国版本图书馆 CIP 数据核字（2017）第 059784 号

红斑狼疮诊疗陆前进2017观点

策划编辑：孔荣华　　责任编辑：孔荣华　　责任校对：张吲哚　　责任出版：张志平

出　版　者　科学技术文献出版社
地　　　址　北京市复兴路15号　　邮编　100038
编　务　部　（010）58882938，58882087（传真）
发　行　部　（010）58882868，58882874（传真）
邮　购　部　（010）58882873
官 方 网 址　www.stdp.com.cn
发　行　者　科学技术文献出版社发行　全国各地新华书店经销
印　刷　者　虎彩印艺股份有限公司
版　　　次　2017 年 5 月第 1 版　2017 年 5 月第 1 次印刷
开　　　本　710×1000　1/16
字　　　数　102千
印　　　张　11　彩插6面
书　　　号　ISBN 978-7-5189-2488-2
定　　　价　98.00元

序
Foreword

韩启德

  欧洲文艺复兴后，以维萨利发表《人体构造》为标志，现代医学不断发展，特别是从 19 世纪末开始，随着科学技术成果大量应用于医学，现代医学发展日新月异，发生了根本性的变化。

  在过去的一个世纪里，我国现代化进程加快，现代医学也急起直追。但由于启程晚，经济社会发展落后，在相当长的时期里，我国的现代医学远远落后于发达国家。记得 20 世纪 50 年代，我虽然生活在上海这个最发达的城市里，但是母亲做子宫切除术还要到全市最高级的医院才能完成；我患猩红热继发严重风湿性心包炎，只在最严重昏迷时用过一点青霉素。20 世纪 60—70 年代，我从上海第一医学院毕业后到陕西农村基层工作，在很多时候还只能靠"一根针，一把草"治病。但是改革开放仅仅 30 多年，我国现代医学的发展水平已经接近发达国家。可以说，世界上所有先进的诊疗方法，中国的医生都能做，有的还做得更好。更为可喜的是，近年来我国医学界开始取得越来越多的原创性成果，在某些点上已经处于世界领先地位。中国医生已经不再盲从发达国家的疾病诊疗指南，而能根据我们自己的经验和发现，根据我国自己的实际情况制定临床标准和规范。我们越来越有自己的东西了。

要把我们"自己的东西"扩展开来，要获得越来越多"自己的东西"，就必须加强学术交流。我们一直非常重视与国外的学术交流，第一时间掌握国外学术动向，越来越多地参与国际学术会议，有了"自己的东西"也总是要在国外著名刊物去发表。但与此同时，我们更需要重视国内的学术交流，第一时间把自己的创新成果和可贵的经验传播给国内同行，不仅为加强学术互动，促进学术发展，更为学术成果的推广和应用，推动我国医学事业发展。

我国医学发展很不平衡，经济发达地区与落后地区之间差别巨大，先进医疗技术往往只有在大城市、大医院才能开展。在这种情况下，更需要采取有效方式，把现代医学的最新进展以及我国自己的研究成果和先进经验广泛传播开去。

基于以上考虑，科学技术文献出版社精心策划出版《中国医学临床百家》丛书。每本书涵盖一种或一类疾病，由该疾病领域领军专家撰写，重点介绍学术发展历史和最新研究进展，并提供具体临床实践指导。临床疾病上千种，丛书拟以每年百种以上规模持续出版，高时效性地整体展示我国临床研究和实践的最高水平，不能不说是一个重大和艰难的任务。

我浏览了丛书中已经完稿的几本书，感觉都写得很好，既全面阐述有关疾病的基本知识及其来龙去脉，又介绍疾病的最新进展，包括笔者本人及其团队的创新性观点和临床经验，学风严谨，内容深入浅出。相信每一本都保持这样质量的书定会受到医学界的欢迎，成为我国又一项成功的优秀出版工程。

《中国医学临床百家》丛书出版工程的启动，是我国现代医学百年进步的标志，也必将对我国临床医学发展起到积极的推动作用。衷心希望《中国医学临床百家》丛书的出版取得圆满成功！

是为序。

作者简介
Author introduction

陆前进，教授，一级主任医师，首届湘雅名医，卫生部有突出贡献的中青年专家，中南大学皮肤性病研究所所长，中南大学湘雅二医院皮肤科主任，医学美容中心主任，医学表观基因组学湖南省重点实验室主任，中华医学会皮肤性病学分会红斑狼疮研究中心首席科学家，中华医学会皮肤性病学分会候任主任委员。担任《Journal of Autoimmunity》《Clinical Immunology》《Clin Rev Allergy Immunol》及《Cellular and Molecular Immunology》等杂志编委。

从事皮肤科临床、教学及科研三十余年，对于红斑狼疮等自身免疫疾病具有丰富的临床诊疗经验，在国际上系统总结并命名了一种罕见的皮肤型红斑狼疮"blaschko linear lupus erythematosus"。同时，对于红斑狼疮等自身免疫疾病开展了创新性研究，先后主持国家自然科学基金重点项目、国家自然科学基金重大国际合作项目、"973"计划课题等，揭示了红斑狼疮表观遗传发病机制的关键环节与分子，创新性地建立了高特异性及高敏感性的系统性红斑狼疮DNA甲基化诊断技术。作为牵头人之一制定了《中国皮肤型红斑狼疮诊疗指南》。以第一作者或通信作者在《The Lancet》《JAMA》《Blood》《J Immunol》等杂志发表 SCI 论文 160 篇，被《NEJM》《Cell》《Nature》等 SCI 期刊引用 3000 余次。2014 年、2015 年、2016 年连续 3 年入选医学领域中国高被引用论文学者榜单。主编和参编著作 20 部。获得中国发明专利 2 项，美国专利 1 项。作为第一完成人先后获得 2012 年湖南省科技进步一等奖及 2015 年湖南省自然科学一等奖。2014 年获国际皮肤科联盟（International League of Dermatological Societies，ILDS) 杰出贡献奖。

前 言
Preface

　　阳春三月，万木葱茏。在这样一个美丽的季节里，《红斑狼疮诊疗陆前进 2017 观点》一书终于要呈现给大家了。在查阅文献和书籍的基础上，我们结合自己的临床实践编写了这本书。全书共十一章，涵盖了红斑狼疮的流行病学调查、发病机制与临床诊疗进展、治疗指南之我见及红斑狼疮临床相关争议问题等学术范畴。与其说该书是对红斑狼疮近几年临床与基础科研的总结和归纳，不如说是我个人医学生涯中的一个"驿站"——我在这个"驿站"里歇歇脚，也喝喝茶。然后，静静地立在窗前，看"驿站"前那条我曾经风尘仆仆而来的跋涉之路。是的，我的这本书，既是总结过往，也是面向未来。

　　红斑狼疮是一种经典的自身免疫疾病。虽然经过一个多世纪的研究，但迄今为止，其病因和发病机制仍不十分清楚，临床表现错综复杂，治疗棘手。我大学毕业的时候，就在脑海中烙下了红斑狼疮患者那一幅幅焦虑的面孔、忐忑的神情和担忧中夹杂着期望的眼神。当年，年轻的我就在心中默默许下一个愿望：尽自己的一生，让红斑狼疮患者少一些疾病的痛苦与折磨。在接下来的岁月里，我在国家自然科学基金资助下，主攻系统性红斑狼疮的发病机制及临床应用研究。寒来暑往，几度春秋，其间的艰辛自不待言。1999年，我远赴美国密西根大学从事红斑狼疮的相关基础研究。陌生的环境，饮食与文化的差异，对家的思念以及实验研究的不尽如人意，让当时的我倍感煎熬。千淘万漉虽辛苦，吹尽黄沙始到金。我在美国密西根大学医学中心的工作和成绩，终于得到了学界的肯定。经过6年的潜心研究，发现了与红斑狼疮密切相关的基因及早期表观遗传标记，首次提出了女性易患红斑狼疮的表观遗传学发病机制。

在美国6年的研究工作，使我养成了严谨、专注、实事求是的科研作风。2005年回国后，我也是这样来要求自己和团队的每一位同事及学生。告诫他们，做科研容不得半点浮躁与侥幸，我们一直朝着做出高水平基础与临床研究的目标不断努力。岁月不声不响地消逝，仿佛一眨眼间，又是十余年过去了。在中南大学和中南大学湘雅二医院的支持下，我创立的表观遗传学研究中心取得了一些科研成果。我们创新性地建立了红斑狼疮表观遗传发病机制理论，研发出高特异性及高敏感性的系统性红斑狼疮DNA甲基化诊断技术等。在从事红斑狼疮基础研究的同时，我们十分重视红斑狼疮的临床诊疗，开设了红斑狼疮专病门诊，许多患者从全国各地甚至海外慕名而来。健康所系，性命相托。对于医生，患者可能只是百分之一；而对于患者，医生却是百分之百。时刻怀着一份关怀患者的爱心，始终以最好的医术为每一位患者提供最优质的服务，是我和我的团队一贯奉行的准则。除发明了既有高特异性又有高敏感性的 *IFI44L* 基因甲基化诊断技术外，我们还系统汇总了沿 Blaschko 线分布的皮肤型红斑狼疮的临床特征并深入探讨其可能的发病机制，提出该病为红斑狼疮的一种特殊亚型，在国际上首次将该亚型命名为"Blaschko 线状狼疮"。

"不要人夸好颜色，只留清气满乾坤"。医学的发展是永无止境的，人类对于健康的追求也是永不停歇的。如今，我和我的同事通过自己的努力，终于悄悄地揭开了系统性红斑狼疮神秘面纱的一角。但是，离彻底解决红斑狼疮这一世界难题还相距很远很远。几十个春秋寒暑，在实验室里，有过多少无眠的夜晚？在医院院区的石径上，有过多少个苦苦思索后留下的足痕？报国者自有报国者的艰辛，奉献者自有奉献者的乐趣。攀登在这条铺满荆棘的道路上，我无怨无悔。而且，我知道，唯有坚定的信念和不屈服的精神，方可不断开拓，勇敢前行。

在本书撰写过程中，我们尽最大努力为读者呈现准确、详实、前沿和实用的知识。但限于作者学识浅薄，加之临床、科研工作的繁重和时间紧迫，本书的疏漏和错误之处在所难免，恳请同行专家和广大读者不吝赐教，惠予指正。

此书从策划到出版历时数月，在此过程中全体编写人员在繁重的科研、教学与临床之余付出了辛勤的劳动，我借此机会表示诚挚的谢意！同时，此书能得以顺利出版，更多地是得益于科学技术文献出版社的大力支持，在此表示衷心感谢！

陆前进

目　录
Contents

红斑狼疮流行病学现状及进展 / 001

1. 国外针对红斑狼疮流行病学发展的最新研究 / 002

2. 中国系统性红斑狼疮研究协作组（CSTAR）针对红斑狼疮流行病学发展的最新研究 / 007

3. 我们团队对中国人群 LE 患者的临床特征进行了全面分析 / 009

SLE 发病的免疫学机制 / 014

4. 异常增加的凋亡细胞触发 SLE 的机制研究进展 / 016

5. NETosis 触发 SLE 的机制研究进展 / 018

6. 自噬触发 SLE 的机制研究进展 / 019

7. 死亡物质清理减弱参与 SLE 发生发展的机制研究进展 / 020

8. 异常分化活化的 T 淋巴细胞为 SLE 发病机制的特征之一 / 022

9. 杀伤能力降低的 CD8+ T 细胞增加 SLE 患者感染的风险 / 022

10. DN T 细胞分泌 IL-17 并参与 SLE 的发生发展 / 023

11. 各 CD4+ 辅助性 T 细胞亚群在 SLE 发生发展中的作用研究进展 / 024

12. B 细胞功能的异常导致抗体过度分泌，促进 SLE 的发生发展 / 028

13. 自身抗体的分泌是导致 SLE 发病最直接的原因 / 030

中国医学临床百家

14. 异常的 DCs 参与 SLE 发生发展的机制 / 032

15. 补体下降参与 SLE 发生发展的机制 / 033

SLE 发病的遗传机制 / 036

16. 人类主要组织相容性复合物与 SLE 的危险因素相关性最强 / 037

17. IFN-α 及其相关基因可能参与 SLE 的发病机制 / 037

18. 酪氨酸蛋白磷酸酶 22 变异体与 SLE 的发病有关 / 039

19. Fc γ 受体可能参与 SLE 的发生发展 / 040

20. X 染色体相关基因与 SLE / 041

SLE 发病的表观遗传学机制 / 042

21. DNA 甲基化 / 043

22. 异常的 DNA 甲基化与异常功能的 T 细胞 / 045

23. 狼疮 T 细胞 DNA 低甲基化的分子机制 / 046

24. B 细胞的异常 DNA 甲基化与 SLE / 049

25. 组蛋白修饰与 SLE / 050

26. miRNAs 与 SLE / 053

环境因素与 SLE / 057

27. EB 病毒感染与 SLE / 057

28. 紫外线也是促使 SLE 患者发病和病情加重的环境因素之一 / 058

29. 饮食与 SLE 的关系还有待进一步研究 / 059

30. 化学物质、吸烟也是与 SLE 相关的重要危险因素 / 060

31. 药物诱导 LE 的发生已是公认的事实 / 061

32. 性激素在 SLE 发生发展中可能起到非常重要的作用 / 061

33. 肠道微生态失调与 SLE 的因果关系还需进一步的研究证明 / 063

红斑狼疮临床诊疗新进展 / 088

34. C1q 抗体可以作为早期诊断儿童 SLE 和预测 SLE 相关肾损伤的
标志物 / 089

35. IFN 基因标记可以评估 SLE 患者的病情和器官受累情况 / 090

36. 表观遗传学标记可作为 SLE 诊断的标志物 / 092

37. 系统性红斑狼疮反应者指数可以更好地为 LE 患者提供临床评价和
治疗管理 / 094

38. 富马酸酯治疗皮肤型红斑狼疮取得明显疗效 / 095

39. 妊娠期使用羟氯喹等抗疟药对于 SLE 患者发生子痫前期具有保护
作用 / 096

40. 小剂量阿司匹林对 SLE 患者发生心血管不良事件有保护作用 / 098

41. 他克莫司为主的多靶点治疗 LN 的方案疗效明显 / 098

42. 干细胞治疗 SLE 取得明显进展 / 100

43. 生物制剂治疗 SLE 取得进展 / 101

狼疮肾炎国际治疗指南解读 / 108

44. 应尽早明确 SLE 的肾损害类型，并尽早治疗 / 108

45. 诱导期冲击治疗和维持治疗时间 / 109

46. 使用 AZA 之前应检测 6 - 巯基甲基转移酶，同时服用别嘌呤醇的
患者应考虑 AZA 减量 / 110

47. 有生育要求的患者应选择生殖毒性小的免疫抑制剂 MMF 治疗 / 111

48. LN 患者勿滥用免疫抑制剂，需严格选择适应证，但该用的患者应及时应用 / 111

49. LN 患者备孕期及妊娠期间无需停用羟氯喹 / 112

EULAR 关于 SLE 女性患者生育计划的循证建议解读 / 113

50. 应尽早、多次对 SLE 女性患者进行计划生育健康教育 / 113

51. SLE 患者备孕期和怀孕期要定期监测 aPL 和抗 SSA 或抗 SSB 抗体，有异常时应及时做出相应处理 / 114

52. 对有生育要求的 SLE 患者，要尽可能在控制病情的情况下，选择对生育影响小的免疫抑制剂 / 116

53. 推荐 SLE 患者在备孕期及孕期持续使用羟氯喹 / 116

CLE 国际指南解读 / 119

54. 风险因素和预防措施 / 119

55. SLE 患者的妊娠和激素治疗 / 120

56. CLE 患者外用糖皮质激素的使用原则 / 121

57. CLE 患者钙调磷酸酶抑制药的使用原则 / 122

58. CLE 患者维甲酸类外用药和其他外用药物的使用原则 / 123

59. CLE 患者 UV 治疗、冷冻疗法及激光治疗的使用原则 / 123

60. CLE 患者系统治疗中抗疟药的使用原则 / 124

61. CLE 患者系统治疗中糖皮质激素的使用原则 / 125

62. CLE 患者系统治疗中 MTX 的使用原则 / 126

63. CLE 患者系统治疗中维甲酸的使用原则 / 126

64. CLE 患者系统治疗中氨苯砜的使用原则 / 127

65. CLE 患者系统治疗中 MMF 的使用原则 / 127

66. CLE 患者系统治疗中沙利度胺的使用原则 / 127

67. 其他药物及治疗方法的使用原则 / 128

LE 研究领域存在争议的问题和面临的挑战 / 132

68. SLE 的生物制剂治疗仍是机遇与挑战并存 / 132

69. SLE 活动性评分标准尚未统一 / 134

70. LN 的免疫抑制剂治疗仍需加大循证医学研究 / 136

71. 不完全系统性红斑狼疮与未分化结缔组织病分界不清 / 139

72. 肿胀性红斑狼疮不同于 Jessner 淋巴细胞浸润 / 140

73. 妊娠并非是加重 SLE 病情的因素 / 141

74. Rowell 综合征可能是 SCLE 的一个亚型 / 142

疑难病例分析 / 146

出版者后记 / 157

红斑狼疮流行病学现状及进展

  红斑狼疮（lupus erythematosus，LE）是一种慢性、反复迁延的自身免疫性疾病。该病是一个病谱性疾病，病谱的一端为主要累及皮肤一个系统的皮肤型红斑狼疮（cutaneous lupus erythematosus，CLE），另一端为可能累及全身各系统的系统性红斑狼疮（systemic lupus erythematosus，SLE）。SLE 患者的患病率及临床表现异质性很大，且存在种族、地域差异，有色人种较白种人患病风险更高、病情更重。目前有关 SLE 患者的流行病学研究相对比较完善，从 20 世纪中期开始，国内外已开展了多个规模较大的 SLE 流行病调查或病例队列研究，如中国系统性红斑狼疮研究协作组（Chinese SLE Treatment and Research Group，CSTAR）注册研究、Lupus Family Registry and Repository（LFRR）、Lupus in Minorities：Nature vs Nurture （LUMINA）、Hopkins Lupus Cohort、Systemic Lupus International Collaborating Clinics（SLICC） Inception Cohort、Euro-lupus Project、PROFILE、Grupo Latino Americano de Estudio de Lupus （GLADEL）、

German Lupus Self-help Organization （LULA） 等。这些研究对 SLE 的自然病程、演化、并发症、病死率、治疗等重要临床问题进行了较为深入地探索，为改善 SLE 的诊疗水平提供了重要依据。

1. 国外针对红斑狼疮流行病学发展的最新研究

一项针对南美洲法属圭亚那地区 1995—1999 年间慢性皮肤型红斑狼疮 （chronic cutaneous lupus erythematosus，CCLE） 发病率的回顾性研究显示，5 年期间共有 120 例患者被诊断为 LE，其中 69 例被诊断为 SLE，51 例被诊断为 CLE。120 例患者中包括 3 例亚急性皮肤型红斑狼疮 （subacute cutaneous lupus erythematosus，SCLE），1 例新生儿红斑狼疮，2 例大疱性红斑狼疮。39 例患者 （32.5%） 最初被诊断为 CCLE，其中 4 例患者 （10.25%） 逐步演变成 SLE。1995—1999 年间新发病患者仅 20 例 （女性 18 例，男性 2 例），确诊病例 15 例 （女性 14 例，男性 1 例），5 例可疑 CCLE 病例，分别占总发病患者的 12.5% 和 4.1%。新发患者中，18 例盘状红斑狼疮 （discoid lupus erythematosus，DLE），1 例肿胀性红斑狼疮，1 例深在性红斑狼疮 （分别占总发病患者的 90%、5%、5%）。所有的 DLE 均为经典类型，未发现肥厚型、疣状、苔藓状或黏膜型红斑狼疮。女性与男性的发病比例为 9 ：1。诊断时的平均年龄为 （32±14.6） 岁 （8 ～ 74 岁）。在这些以非洲血统为主的人群中，1995—1999 年 5 年间的年平均发病率仅为 2.59/10 万，其中确诊病例年平均发病率为 1.95/10 万，可疑病例年平均发病率为 0.64/10 万。女性的年平均发病率为 4.72/10 万，其中确诊病例年平均发病率为 3.4/10 万，可疑病例年平均发病率为 1.3/10 万。男性确诊病例的年平均发病率为 0.5/10 万。

另外一项在美国进行的流行病学研究调查了 1965—2005 年间美国明尼苏达州 LE 的发病情况。研究显示：1966—1975 年间 CLE 的发病率为 4.01/10 万，1976—1985 年间的发病率为 3.03/10 万，1986—1995 年间的发病率为 5.54/10 万，1996—2005 年间的发病率为 3.97/10 万。1965—2005 年间在美国奥姆斯特德县共确诊 156 例 CLE 患者（女性 100 例，男性 56 例），总发病率为 4.30/10 万，整体性别比例女性：男性为 1.79：1。各阶段男女比例有所差异，虽然 1966—1975 年 CLE 发病的男女比例大致相等，但在其他 3 个阶段女性发病率明显高于男性。在这 156 例 CLE 患者中，129 例 CDLE，23 例 SCLE，3 例狼疮性脂膜炎，1 例大疱性红斑狼疮。经年龄和性别调整后，CDLE 的发病率为 3.56/10 万，SCLE 的发病率为 0.63/10 万。在 CDLE 患者中，局限型的发病率为 2.52/10 万，泛发型的发病率为 1.04/10 万。在 SCLE 患者中，环形红斑型的发病率为 0.17/10 万，丘疹鳞屑型的发病率为 0.46/10 万。狼疮性脂膜炎的发病率为 0.07/10 万，大疱性红斑狼疮的发病率为 0.03/10 万，药物诱发的红斑狼疮发病率为 0.38/10 万。2006 年 1 月 1 日统计的经年龄和性别调整后的 CLE 患病率为 73.24/10 万。这 156 例 CLE 患者中，有 19 例患者逐渐发展演变成 SLE，演变平均年限为 8.2 年。这 19 例患者中，9 例为局限型 DLE，4 例为泛发型 DLE，2 例为狼疮性脂膜炎，4 例为丘疹鳞屑型 SCLE。在 CLE 的患者中，SLE 的累积发病率为：5 年 5%、10 年 10%、15 年 15%、20 年 19%、25 年 23%。

瑞典一项对 2005—2007 年间 1088 例 CLE 患者进行的调查研究显示：DLE 占 79.8%，SCLE 占 15.7%，其他类型 CLE 占 4.5%；女性患者是男性患者的 3 倍；整体平均发病年龄为 54 岁，SCLE 发病最晚，平均年龄为 59 岁，其他类型的 CLE 发病最早，平均年龄为 46 岁。2005—2007 年间，CLE 的年平均发病率为 4.0/10 万，相应的 DLE 的发病率为 3.2/10 万，SCLE 的发病率为 0.6/10 万。有 260 例 CLE 新发患者可以同时诊断为 SLE，大约占总数的 1/4。在这 260 例患者中，150 例（57.7%）患者在住院期间诊断，110 例（42.3%）患者在门诊诊断，其中 81.2% 为 DLE（n=211），12.3% 为 SCLE（n=32），6.5% 为其他类型 LE（n=17）。在 3 年观察期间（2005—2007 年）另外有 107 名患者在首诊时即确诊为 SLE，其中 20 例（18.7%）在住院期间诊断，87 例（81.3%）在门诊诊断。Kaplan–Meier 分析表明，确诊为 CLE 后一年内诊断为 SLE 的概率为 12.1%，3 年内诊断为 SLE 的概率为 18.1%。在这 107 例首诊即确诊为 SLE 的患者中，约 2/3 的患者具有 DLE 表型（68.2%，n=73），28.0% 的患者具有 SCLE 表型（n=30），3.7% 的患者具有其他 LE 表型（n=4）。对于 DLE 表型患者，第一年后演变为 SLE 的概率为 9.8%，3 年后演变为 SLE 的概率为 16.7%。SCLE 表型患者演变为 SLE 的概率最高，第一年后为 22.0%，3 年后为 24.7%。DLE 与 SCLE 之间这种进展的差异与年龄和性别调整后的危害率 0.44 相符合。女性患者在诊断为 CLE 后 1 年内演变成 SLE 的概率为 14.0%，男性为 6.7%。而 3 年后演变成 SLE 的概率女性为 20.7%，男性为 10.4%，这也符合年龄和性别调整后的危害率 2.23。

瑞典一项对斯德哥尔摩地区 1996—2002 年期间 Ro/SSA 阳性 SCLE 患者的调查结果显示：Ro/SSA 阳性 SCLE 患者的年发病率约为 0.7/10 万，患病率约为 6.2/10 万～14/10 万。在 1048 例 Ro/SSA 阳性的 SCLE 患者中大部分为 31～80 岁的女性患者，而且绝大多数患者年龄在 51～60 岁。有 741 例患者（71%）接受了问卷调查，其中超过一半（54%）的患者确定日晒可以诱发皮肤症状。21% 的患者为 LE，24% 的患者患有干燥综合征（Sjögren's syndrome，SS），12% 的患者同时患有 LE 和 SS。在这 400 例曾经具有光敏症状的患者中，237 例患者目前仍有皮肤症状（女性 211 例，男性 26 例），其中 125 例（女性 110 例，男性 15 例）患者志愿接受临床检测和随访。在这 125 例患者中，21 例患者具有 DLE 皮损，其中 6 例可诊断为 CCLE，13 例患者具有急性皮肤型红斑狼疮（acute cutaneous lupus erythematosus，ACLE）皮损。调查还统计了一些与风湿性疾病相关的非狼疮特异性皮损，包括雷诺现象（n=16）、秃发（n=11）、皮肤血管炎（n=5）、皮肤松垂（n=1）、下肢溃疡（n=1）、荨麻疹（n=1）。还有一些其他的皮肤疾病、包括特应性皮炎（n=5）、寻常型银屑病（n=3）、白癜风（n=4）、急性泛发性脓疱病（n=1）、掌跖脓疱病

（$n=1$）、接触性超敏反应史（$n=8$）、扁平苔藓（$n=3$）、离心性环形红斑（$n=1$）、弥漫性嗜中性粒细胞皮病（$n=1$）、结节病（$n=1$）。有 52 例患者确认曾经出现至少 1 种非狼疮特异性皮损，86 例患者曾出现多形性日光疹。125 例患者中，同时患有类风湿关节炎（rheumatoid arthritis，RA）者 12 例，同时患有多发性肌炎、混合结缔组织病、HLA-B27 肌腱端病、硬皮病、结节病者各 1 例。此外，还有 38 例患者有心血管疾病，21 例患者有甲状腺疾病，13 例患者有恶性病史，41 例患者有药疹病史（大部分是青霉素过敏）。对 125 例患者再次进行血清学检查后发现，88 例患者ANAs 阳性，44 例患者 Ro/SSA 和 La/SSB 同时阳性。45% 的患者只有 Ro/SSA 抗体阳性，在 Ro/SSA 和 La/SSB 均为阳性的患者中 ANA 的阳性率为 84%，有 22 例患者 Ro/SSA 转阴。

美国 2015 年一项针对 SLE 和 CLE 的流行病学调查研究显示，CLE 的发病率为 4.2/10 万，SLE 的发病率为 2.9/10 万，二者发病率差异不大。CLE 在男性中的发病率（2.4/10 万）比 SLE（0.8/10 万）高 3 倍，但在女性中的发病率相似（SLE：5.1/10 万，CLE：5.8/10 万）。经年龄和性别调整后的 SLE 患病率为 53.5/10 万。女性患 SLE 的比率（94.2/10 万）是男性（10.7/10 万）的 9 倍。CLE 的患病率为 70.4/10 万，高于同期同地区的 SLE 患病率（30.5/10 万）。SLE 患者中发病率最高的年龄组是 20 ～ 29 岁及50 ～ 59 岁（两年龄组的发病率均为 4.1/10 万），患病率最高的年龄组是 40 ～ 49 岁（79.6/10 万），患病率最低的是 70 岁以后年龄组（17.3/10 万）。CLE 的患病率在 50 ～ 59 岁、60 ～ 69 岁

及 ≥ 70 岁年龄组明显高于 SLE。SLE 在女性患者中患病率最高的是 40 ~ 49 岁年龄组（157.5/10 万）。而 CLE 在女性患者中患病率最高的是 60 ~ 69 岁年龄组（214.7/10 万），在男性患者中患病率最高的是 ≥ 70 岁年龄组。CLE 患者发展为 SLE 的 5 年发生率为 5%、10 年发生率为 10%、15 年发生率为 15%、20 年发生率为 19%、25 年发生率为 23%。CLE 的发病率随着年龄增长稳定增加，在 60 ~ 69 岁时达到高峰（9.3/10 万）。总体来讲，CLE 和 SLE 的发病率相似，但 CLE 在男性和老年人中更常见。

2. 中国系统性红斑狼疮研究协作组（CSTAR）针对红斑狼疮流行病学发展的最新研究

CSTAR 是全球最大多中心协作参与的 SLE 研究组织，多年来一直致力于中国 LE 患者的资料收集整理工作，开展了大量的临床和基础研究。2013 年 CSTAR 针对中国 SLE 患者的主要临床特征进行了一次大样本的流行病学调查研究。研究显示在1914 例女性 SLE 患者和 190 例男性 SLE 患者中，平均发病年龄为 29.2 岁，而确诊一般在发病 1 年以后（大概 30.3 岁）。2002例患者中有 84 例患者（4.2%）有风湿疾病家族史，包括 34 例（1.7%）SLE 家族史和 50 例（2.5%）其他风湿疾病家族史（30例 RA、6 例原发性 SS、1 例系统性硬皮病、1 例皮肌炎、4 例未分化结缔组织病、1 例血管炎、3 例强直性脊柱炎、1 例银屑病和 3 例风湿性关节炎）。另外，在总共 2026 次妊娠记录中有 107次（5.2%）异常妊娠，包括 49 例自然流产、16 例死胎、4 例早产，余 38 例无详细记录。社会人口数据分析显示，35% 的中国 SLE 患者来自月人均收入低于 1000 元人民币的家庭，只有 15.9% 的患者来自月人均收入在 3000 元人民币以上的家庭。30.9% 的中国 SLE 患者受到良好教育，但仍有 14.3% 的患者仅接受了初级教育。65.1% 的中国 SLE 患者已婚，33.9% 的患者单身，仅 21 例（1%）患者离婚。在中国 SLE 患者中，初发症状最常见的是皮疹（53.8%）、关节炎（53.5%）、发热（37.5%）、血细胞减少（31.9%）、肾病（25.8%）。也有少数病例出现肺部症状（5.5%）、胃肠道症状（3.6%）、神经症状（3.5%）、心脏症状（3.5%）或其他表现（4.6%）。在 2104 例 SLE 患者中，1009 例（47.9%）患者出现颊部红斑，118 例（5.6%）患者出现盘状红斑，526 例（25.0%）患者有光敏性，466 例（22.1%）患者出现口腔溃疡，1147 例（54.5%）患者出现关节炎，345 例（16.4%）患者出现浆膜炎，1181 例（56.1%）患者出现血细胞减少，998 例（47.4%）患者出现肾炎，101 例（4.8%）患者出现神经症状。血清学检验中，2063 例患者 ANA 阳性（98.1%），699 例患者抗 dsDNA 抗体阳性（33.2%），350 例患者抗 Sm 抗体阳性（16.6%），189 例患者抗 RNP 抗体阳性（8.9%），497 例患者抗 SSA 抗体阳性（23.6%），224 例患者抗 SSB 抗体阳性（10.7%），255 例患者抗 rRNP 抗体阳性（12.7%）。937 例患者检测了 aPL，其中 414 例阳性（44.1%）。

CSTAR 的这次大样本研究也与其他地区一些规模相当的类似研究进行了比较，结果发现中国 SLE 患者中同时出现血液学异常者占 56.1%；而在马来西亚患者中占 48.8%，拉丁美洲患者中占 72.5%，欧洲患者中仅占 18.2%。另外，SLE 患者中肾炎的发生率分别为：中国 47.4%，美国 40.2% ～ 55.6%，拉丁美洲 51.7%，欧洲仅 27.9%，而马来西亚则为 74%。相反的是，在中国仅 4.8% 的 SLE 患者出现神经症状；而在欧洲患者中神经症状的发生率为 19.4%，美国患者为 12.1%，马来西亚患者为 22.8%，拉丁美洲患者为 26.4%。在中国 SLE 患者中并发肺性高血压者占 3.8%，并发间质性肺炎者占 4.2%。

3. 我们团队对中国人群 LE 患者的临床特征进行了全面分析

2012—2016 年间，我们团队创建了全球唯一集 CLE 和 SLE 于一体的大型数据库（包括生物样本库），从中国人群 LE 多中心病例对照研究（lupus erythematosus multicenter case-control study in Chinese populations，LEMCSC）中获得数据，通过多中心横断面研究，全面分析了中国 SLE 患者的临床特征，并比较是否伴有 LE 特异性皮损的 SLE 患者的临床特征差异。通过分析 SLE 患者的主要临床特征、对比是否伴有 LE 特异性皮损两组 SLE 患者的主要临床特征、分析 CLE 患者的临床特征并与 SLE 患者进行比较分析，探索伴有 LE 特异性皮损患者伴发内脏系统受累的独立影响因素，并比较 1997 年美国风湿病学会（American College of Rheumatology，ACR）及 2012 年系统性红斑狼疮国际合作组（Systemic Lupus International Collaborating Clinics，SLICC）SLE 分类标准在中国 LE 患者中区分 SLE 和

CLE 的优劣情况。在 2097 例 LE 患者中，共有 1865 例 SLE 患者纳入研究（232 例 CLE 患者被排除分析）。75.9%（1416 例）的 SLE 患者伴有 LE 特异性皮损，80.8%（1506 例）的患者伴有 LE 非特异性皮肤表现，出现皮肤受累表现（LE 特异性皮损＋非特异性皮肤表现）的 SLE 患者高达 90.8%（1694 例）。皮肤系统为 SLE 最常累及的系统，其次分别为关节（64.1%）＞血液（63.8%）＞肾（53.9%）＞浆膜（13.8%）＞神经系统（6.6%）。比较 1416 例伴 LE 特异性皮损 SLE 患者与 449 例不伴 LE 特异性皮损 SLE 患者的主要临床特征发现，在伴 LE 特异性皮损 SLE 患者中构成比显著降低的有（按照 OR 值由低到高排列）：浆膜受累（$P<0.001$，$OR=0.360$，$95\%CI$：$0.464 \sim 0.974$）、肾受累（$P<0.001$，$OR=0.479$，$95\%CI$：$0.379 \sim 0.592$）、神经系统受累（$P=0.002$，$OR=0.544$，$95\%CI$：$0.370 \sim 0.799$）、紫癜（$P=0.013$，$OR=0.612$，$95\%CI$：$0.414 \sim 0.904$）、血液系统受累（$P=0.046$，$OR=0.795$，$95\%CI$：$0.635 \sim 0.996$）；在伴 LE 特异性皮损 SLE 患者中构成比显著升高的有（按照 OR 值由高到低排列）：光敏（$P<0.001$，$OR=9.686$，$95\%CI$：$7.168 \sim 13.090$）、手足发绀（$P=0.007$，$OR=3.735$，$95\%CI$：$1.337 \sim 10.435$）、甲周毛细血管扩张（$P<0.001$，$OR=3.124$，$95\%CI$：$1.662 \sim 5.871$）、血管炎（$P<0.001$，$OR=3.057$，$95\%CI$：$2.007 \sim 4.658$）、弥漫性脱发（$P<0.001$，$OR=2.287$，$95\%CI$：$1.831 \sim 2.856$）、口腔溃疡（$P<0.001$，$OR=2.287$，$95\%CI$：$1.569 \sim 2.617$）。自身抗体中，在伴 LE 特异性皮损 SLE 患者中阳性构成比显著降低的有（按照 OR 值由低到高排

列）：ANCA（*P*<0.001，*OR*=0.527，95%*CI*：0.371 ～ 0.749）和抗 dsDNA 抗体（*P*<0.001，*OR*=0.600，95%*CI*：0.481 ～ 0.748）；在伴 LE 特异性皮损 SLE 患者中阳性构成比显著升高的有（按照 *OR* 值由高到低排列）：抗 rRNP 抗体（*P*<0.001，*OR*=1.538，95%*CI*：1.213 ～ 1.950）、抗 Sm 抗体（*P*=0.009，*OR*=1.345，95%*CI*：1.075 ～ 1.683）、抗 Ro/SSA 抗体（*P*=0.013，*OR*=1.320，95%*CI*：1.060 ～ 1.645）、 抗 RNP 抗 体（*P*=0.023，*OR*=1.295，95%*CI*：1.036 ～ 1.618）。

通过这次大规模的调查研究获得以下结论：

（1）SLE 患者的系统受累次序为皮肤＞关节＞血液＞肾＞浆膜＞神经系统；LE 特异性皮损的出现可降低 SLE 患者大多数内脏系统的受累风险；LE 特异性皮损与 LE 非特异性皮肤表现常在 SLE 患者中伴发出现；抗 rRNP 抗体、抗 Sm 抗体、抗 Ro/SSA 抗体及抗 RNP 抗体阳性可增加 SLE 患者出现 LE 特异性皮损的风险，而 ANCA 及抗 dsDNA 抗体阳性可降低 SLE 患者出现 LE 特异性皮损的风险。

（2）SLE 患者较 CLE 患者发病早、女性比例高，较早发病及女性性别为 LE 患者伴发内脏系统受累的危险因素。

（3）ACLE 皮损在 SLE 患者中最常见，CCLE 皮损在 CLE 患者中最常见。LE 特异性皮损亚型的内脏系统受累风险为 ACLE ＞ SCLE ＞ CCLE，而且泛发型皮损的内脏系统受累风险高于局限型皮损，丘疹鳞屑型 SCLE 皮损的内脏系统受累风险高于环形红斑型 SCLE 皮损，伴发两种及以上不同的 LE 特异皮损为伴发内脏系统受累的危险因素；除光敏外，绝大多数 LE 非特异性皮肤表现的出现为伴发内脏系统受累的危险因素。

（4）局限型 DLE 皮损、环形红斑型 SCLE 皮损和光敏是伴有 LE 特异性皮损患者伴发内脏系统受累的独立保护因素；紫癜、泛发型 ACLE 皮损、抗 dsDNA 抗体阳性、ANA 阳性、血管炎、雷诺现象、女性性别、抗 RNP 抗体阳性和弥漫性脱发是伴有 LE 特异性皮损患者伴发内脏系统受累的独立危险因素。

（5）1997 年 ACR 及 2012 年 SLICC SLE 分类标准对于区分中国 SLE 患者及 CLE 患者均有较高的敏感性，但特异性均较差。综合诊断一致性，SLICC 标准优于 ACR 标准。

该研究是中国首个同时以 CLE 和 SLE 为研究目标人群的大型、多中心 LE 病例研究，是国际上首个探索 1997 年 ACR 及 2012 年 SLICC SLE 分类标准区分 SLE 及 CLE 两类人群优劣性的研究，是中国首次对这两个分类标准的应用进行比较的研究。

参考文献

1.Deligny C，Clyti E，Sainte-marie D，et al.Incidence of chronic cutaneous lupus erythematosus in French Guiana：aretrospective population-based study. Arthritis Care Res，2010，62（2）：279-282.

2.Durosaro O，Davis MD，Reed KB，et al.Incidence of cutaneous lupus erythematosus，1965-2005：a population-based study. Arch Dermatol，2009，145（3）：249-253.

3.Grönhagen CM，Fored CM，Granath F，et al.Cutaneous lupus erythematosus and the association with systemic lupus erythematosus: a population-based cohort of 1088 patients in Sweden. Br J Dermatol, 2011, 164 (6): 1335-1341.

4. Popovic K, Nyberg F, Wahren-Herlenius M, et al.Aserology-based approach combined with clinical examination of 125 Ro/SSA-positive patients to define incidence and prevalence of subacute cutaneous lupus erythematosus. Arthritis Rheum, 2007, 56 (1): 255-264.

5. Jarukitsopa S, Hoganson DD, Crowson CS, et al. Epidemiology of systemic lupus erythematosus and cutaneous lupus erythematosus in a predominantly white population in the United States. Arthritis Care Res, 2015, 67 (6): 817-828.

6.Li M, Zhang W, Leng X, et al. Chinese SLE Treatment and Research Group (CSTAR) registry: I. Major clinical characteristics of Chinese patients with systemic lupus erythematosus. Lupus, 2013, 22 (11): 1192-1199.

（湛意　整理）

SLE 发病的免疫学机制

　　尽管对 SLE 的研究已进行了一个多世纪，然而其发病机制及病因仍尚不十分明确。多数学者普遍认为该病是在遗传背景的基础上，受到环境因素如感染、紫外线（ultraviolet，UV）、药物、饮食等的影响，通过表观遗传修饰打破免疫系统的平衡，导致细胞凋亡频率增加和凋亡物质清除效率降低、免疫细胞异常分化活化等，从而产生大量的自身抗体，最终导致多种组织器官损伤（图 1）。由于 90% 的 SLE 患者为女性，因此，性激素在 SLE 的发展中也起到非常重要的作用。

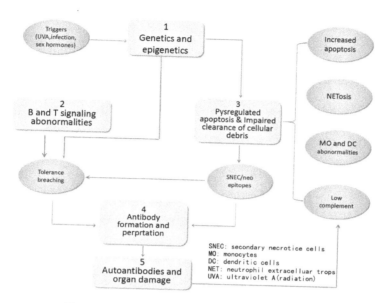

图 1　SLE 发病机制的总体观（彩图见彩插 1）

在遗传基础上，受到外界环境因素的刺激（如 UV 和感染），发生 B 细胞和 T 细胞信号通路异常及异常凋亡和减弱的凋亡物质清除，导致自身抗体形成和沉积，最终导致组织器官损伤。其中，异常凋亡和减弱的凋亡物质清除包括：凋亡频率的增加、中性粒细胞死亡程序（NETosis）、异常的单核细胞和树突状细胞以及低表达的补体（图片引自 64 页参考文献 1）

　　SLE 是一种慢性自身免疫性疾病，其主要免疫学特征为异常活化的 T 淋巴细胞和 B 淋巴细胞以及大量的自身抗体，在组织器官中形成抗原抗体复合物，最终导致炎症和组织器官的损伤。

　　在过去的几年中，人们对细胞死亡方式的新认识，使我们对细胞死亡的理解不仅仅局限于细胞凋亡和坏死。SLE 患者在细胞死亡的多个层面表现异常，例如凋亡频率的增加、中性粒细胞胞外诱捕网死亡程序（NETosis）、自噬、死亡物质清除减弱，补体的低表达等。这些异常都将导致自身抗原的增加以及抗原修饰。不同细胞死亡程序的异常将导致细胞内自身抗原的过度暴露和免疫原性增加，这些都参与了 SLE 疾病的发生发展。

越来越多的证据表明：含有 DNA 或者 RNA 的核蛋白复合物（nuclear protein complex，NPC）在 SLE 的发病机制中起到了举足轻重的作用。目前研究表明 DNA 复合物（包括染色体和细胞外蛋白，如 LL37）和 RNA 复合物（包括 smRNA、Ro 和 LA 分子）都是自身抗体的靶点。这些死细胞来源的 NPC 能活化天然免疫系统，直接或通过抗原抗体复合物来促进炎症细胞因子分泌。再者，NPC 被抗原递呈细胞消化递呈后，导致自身反应性 T 细胞的产生。包含免疫复合物的 NPC 可通过补体级联反应、活化单核细胞、巨噬细胞、树突状细胞以及中性粒细胞上表达的 Fcg 受体，以及活化细胞内表达的 Toll 样受体，来参与 SLE 的发病机制。以上这些因素都参与了 SLE 的发病机制。

4. 异常增加的凋亡细胞触发 SLE 的机制研究进展

细胞凋亡（apoptosis），又称为细胞程序性死亡，是维持机体细胞稳态的重要途径。细胞凋亡可通过外源性 Fas-FasL 途径和 Bcl 分子介导的内源性途径来完成。免疫细胞，特别是 T 细胞凋亡的增加，在 SLE 患者中已经有了广泛报道。不仅如此，SLE 患者的血清也被证明可以诱导正常人淋巴细胞和中性粒细胞的凋亡。这可能与 SLE 患者血清中可溶性的 FasL 表达升高，通过激活 Fas-FasL 通路介导的外源性途径有关。那么，异常增加的凋亡如何参与 SLE 的发生发展呢？

在 SLE 患者中，巨噬细胞未能及时清理凋亡早期的细胞，使细胞进入凋亡晚期。而这些凋亡晚期中形成的凋亡小体和染色质核小体成为自身抗原。这些物质被未成熟的树突状细胞（dendritic cells，DC）吞噬后，未成熟的 DC 分化为成熟的 DC，后者高表达共刺激分子（如 CD86，CD40 和 MHC-II）以及促炎因子（如 IL-6 和 IL-12p70）。成熟的 DC 通过其表面表达的 CD86 和 CD40 来活化 Th1 和 Th2 细胞，并在 IL12p70 作用下使 naïve T 细胞往 Th1 细胞极化；在 IL-6 的作用下，调节性 T 细胞被抑制，而 Th17 细胞被促进分化。在 T 细胞的辅助下，自身反应性 B 细胞产生自身抗体，并与自身抗体形成免疫复合物。吞噬免疫复合物的浆细胞样 DC（pDC）分泌高水平的干扰素 -α（interferon-α，IFN-α）。IFN-α 能促进抗体的产生和亚型的转换。同时，免疫复合物在肾小球的沉积将导致免疫细胞在原位浸润以及组织损伤，而这一过程将进一步诱导细胞凋亡。这个过程如同一个加速疾病发展和打破免疫耐受的正反馈循环（图 2）。

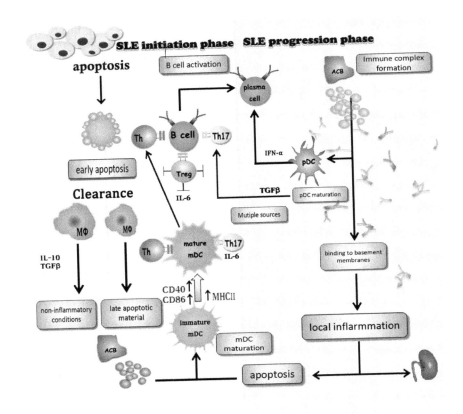

图 2 凋亡如何参与 SLE 的发生发展（彩图见彩插 2）

ABC：凋亡细胞小体；Blebs：凋亡小体；EAC：早期凋亡细胞；M：巨噬细胞；mDC：髓样 DC（图片引自 64 页参考文献 7）

5. NETosis 触发 SLE 的机制研究进展

NETosis 这一细胞死亡的机制在 2004 年第一次被报道，作为一种重要的抵御感染的防御机制，它通过挤压核物质（如 DNA 和组蛋白）形成一个网状结构来介导细菌的捕杀。NETosis 的结果是形成中性粒细胞胞外诱捕网（NETs）。NETs 如果不及时被降解，可能成为有害的自身抗原并促进自身免疫反应。NETs 暴露了大量的 dsDNA 和免疫刺激分子，能够帮助产生自身抗体。在 SLE 这种非感染炎症反应中，异常的 NETosis 以及 NETs 清理不彻底将导致 IFN-α 和 IL-17 的释放、血管炎症以及组织器官损伤。在 SLE 患者中发现低密度粒细胞可自发 NETosis，并在体外试验中发现抗 RNP 自身抗体能通过 IFN-α 诱导的中性粒细胞来介导 NETosis。SLE 血清中发现 NETs 的低降解与 SLE 疾病活动性（systemic lupus erythematosus disease activity index，SLEDAI）相关，并与肾炎的发展相关。Akt 作为 NADPH 氧化酶的下游分子，可能通过抑制凋亡和促进 NETosis 来调节凋亡与 NETosis 之间的平衡。Akt 可能作为降低 NETosis 的潜在治疗靶点。

6. 自噬触发 SLE 的机制研究进展

自噬是通过去除机体无用、受损和不需要的蛋白和细胞器来维持机体细胞内物质稳态的重要体系。这个过程受到自噬相关基因家族的调控，其中 atg5 在基因学研究中发现与 SLE 的发展相关。DNA 免疫复合物（DNA- IC）被 pDC 内吞后通过活化 TLR9 来诱导 IFN-α。该途径需要自噬的非经典途径——LC3 相关吞噬（LAP）来完成。当这条途径有缺陷时，如 atg7 缺失的 pDC 虽不会影响 DNA-IC 的内吞，但会降低 TLR9 的表达以及 IFN-α 的产生。在 SLE 模型中，自噬可以促进 SLE 的发生，而 atg7 缺失的 B 细胞不能分化为浆细胞。该现象说明 B 细胞自噬的活化对于 B 细胞的分化至关重要，而选择性的自噬抑制可以考虑作为限制浆细胞分化的途径。同样。在 SLE 患者中，B 细胞自噬增多正好与

SLE 中浆细胞增多的现象相吻合。总而言之，这些研究结果都表明了自噬在自身 DNA 免疫反应以及抗体分泌的浆细胞分化中的作用。

7. 死亡物质清理减弱参与 SLE 发生发展的机制研究进展

凋亡细胞必须快速的被清除，否则这些细胞将诱导炎症或者免疫反应。早期凋亡细胞通过表达 "find-me" 和 "eat-me" 的信号（如化学趋化因子和磷脂酰丝氨酸）被 DC 和巨噬细胞内吞。巨噬细胞在消化早期凋亡细胞后，释放耐受的细胞因子，如转化生长因子 -β（transforming growth factor-β，TGF-β）和 IL-10，在细胞死亡的周围形成一个抗炎的环境(图3)。在体外试验中发现，SLE 患者单核细胞诱导分化成的巨噬细胞表现为内吞能力降低。而这种吞噬能力的下降可能与患者血清中 C 反应蛋白和补体的降低有关。

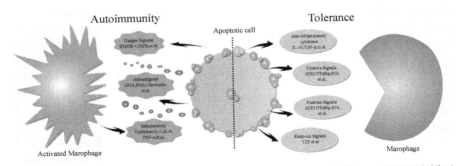

图 3　凋亡细胞的免疫耐受和自身免疫性（图片引自 66 页参考文献 23，彩图见彩插 3）

由于得不到及时的清除，多余的凋亡细胞进入到第二次坏死阶段并释放大量打破免疫耐受的危险信号，如核小体、高迁移率族蛋白 1（high mobility group box-1 protein，HMGB1）、代谢中间产物以及核抗原。这些物质活化 NF-κB 通路和炎症小体，进而诱导促炎因子（如 IL-6，IL-1 和 TNF-α）的产生和促进自身反应性淋巴细胞的存活（图 3）。近年来，HMGB1 在 SLE 患者血清中发现为高表达，并且参与 SLE 的发病机制。而进入二次坏死的细胞（SNECs）能促进自身抗体的分泌，含有 SNECs 的免疫复合物能刺激病原识别受体（PRRs），导致 IL-6、IL-1β 和 IL-8 分泌以及 DC 细胞异常活化（图 4）。

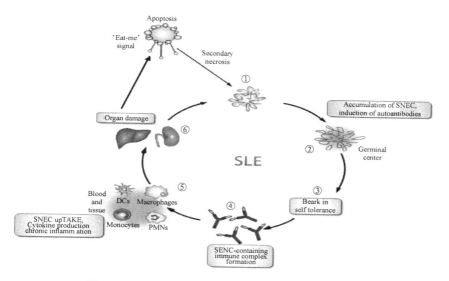

图 4　SNECs 参与 SLE 的炎症循环（彩图见彩插 4）

图片引自 Muñoz LE，Lauber K，Schiller M，et al. The role of defective clearance of apoptotic cells in systemic autoimmunity.Nat Rev Rheumatol，2010，6（5）：280-289.

8. 异常分化活化的 T 淋巴细胞为 SLE 发病机制的特征之一

T 细胞大致可以划分为促炎和抗炎 T 细胞。T 细胞介导免疫抑制或者促进炎症和抗体的产生，取决于不同的 T 细胞亚型和信号。虽然 T 细胞亚型在 SLE 患者中的数量大相径庭，但是其所占的比例和功能的异常却是非常一致（图 5）。这些异常 T 细胞亚型在 SLE 发病机制中的作用近年来成为研究的热点。

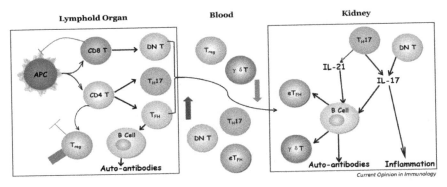

图 5 SLE 患者中异常 T 细胞的比例和功能（彩图见彩插 5）

Lymphoid Organ: 淋巴组织；Blood: 血液；Kidney: 肾；APC: 抗原递呈细胞；Treg: 调节性 T 细胞；Auto-antibodies: 自身抗体；DN T: 双阴性 T 细胞；Th17: 白介素 17- 辅助型 T 细胞；Tfh: 滤泡型辅助型 T 细胞；Inflammation：炎症

9. 杀伤能力降低的 CD8⁺ T 细胞增加 SLE 患者感染的风险

CD8$^+$ T 细胞通过释放细胞毒性蛋白，如穿孔素和颗粒酶，来控制感染、恶性肿瘤和自身免疫反应。在 SLE 患者中发现

CD8⁺T 细胞表现为降低的细胞毒性，这将导致感染的风险增加，也能激发自身免疫。最近两项研究结果表明，CD8⁺T 细胞对病毒抗原的反应有缺陷，其可能的机制是效应记忆性 CD8⁺T 细胞上 SLAMF4 的表达减少，或者其表面免疫抑制分子 PD-1 的表达升高。PD-1 是一种抑制性受体，它在受到没有共刺激信号时的持续性 TCR 信号后表达，与 PD-L1 配体结合后引起表达受体的细胞衰竭。诱导细胞衰竭已经被认为可以作为自身免疫性疾病的治疗方案之一，因为衰竭相关转录组表达高的患者有相对较好的临床治疗效果。然而，此类治疗方法可能增加感染的概率，而感染是导致 SLE 患者死亡的最主要原因。因此，在进行此类治疗时需要慎重考虑。再者，PD-1 在由自身免疫 T 细胞生成 CD4CD8 双阴性（DN）T 细胞中起到重要作用，而该 T 细胞在 SLE 发病中表现为病理性 T 细胞。因此，由 CD8⁺T 细胞向 DN T 细胞的转变以及 PD-1 的表达可能可以解释 SLE 患者 CD8⁺T 细胞抗病毒感染的能力降低。

10. DN T 细胞分泌 IL-17 并参与 SLE 的发生发展

DN T 细胞，以 TCRαβ⁺CD4⁻CD8⁻ 作为鉴别标记，是自身免疫反应活化后或者耗竭的产物。在慢性感染中持续刺激 CD8⁺T 细胞后也有该细胞的生成。在正常情况下，DN T 细胞通过 Fas-FasL 或者穿孔素和颗粒酶来杀伤 T 细胞。而在 SLE 患者中，这群细胞在肾聚集并分泌 IL-17，参与疾病的发病机制。线粒体功能异常以及升高的 CREMα 是导致 SLE 患者 DN T 细胞分泌

IL-17 和扩增的原因。

11. 各 CD4$^+$ 辅助性 T 细胞亚群在 SLE 发生发展中的作用研究进展

CD4$^+$ 辅助性 T（Th）细胞是主要辅助 B 细胞产生抗体和发生组织炎症反应的 T 细胞，研究发现其与 SLE 和狼疮肾炎（lupus nephritis，LN）的发生发展有非常密切的关系。Th 可以根据其特异性的转录因子、细胞因子和功能分为 Th1、Th2、Th17、滤泡性 T 辅助（Tfh）、Th9 和 Th22 细胞（图 6）。而 CD4$^+$naïve T 细胞可以在不同成熟状态的 DC 和细胞因子微环境中分化为不同的 Th 细胞，甚至调节性 T 细胞（Treg）。由于 Th2 分泌 IL-4 促进 B 细胞分化成熟等作用，最初 SLE 被认为是 Th2 介导的疾病。但越来越多的证据表明，Th1、Th2、Th17、Tfh 和 Treg 之间的不平衡导致了 SLE 的发生发展。最近研究发现，在 SLE 患者中 T 细胞倾向于向 Th17 细胞分化，导致 Th1 和 Treg 的细胞因子 IFN-γ 和 TGF-β 相对减少，而 IL-6 和 IL-17 分泌增加。而新近发现的 Tfh 细胞，更是由于其辅助 B 细胞分化成熟的作用，而被认为在 SLE 发病中起到非常重要的作用。研究也表明，SLE 外周血中循环的 Tfh 细胞增多，这对 B 细胞活化及抗体分泌的增加可能是个合理的解释。

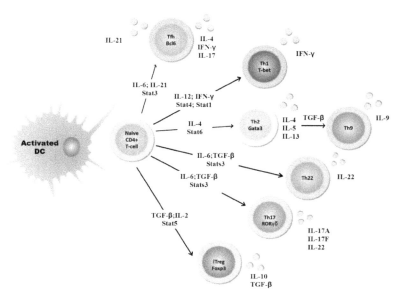

图 6　CD4$^+$T 细胞亚型（彩图见彩插 6）

CD4$^+$Naïve T 细胞在 DC 和细胞因子的作用下，分化为不同的 T 细胞亚群：Tfh、Th1、Th2、Th9、Th17、Th22 以及 iTreg

（1）Th17 细胞：促进肾脏炎症和自身抗体的分泌。Th17 细胞分泌的标志性细胞因子 IL-17 是一种促炎因子。研究发现其表达水平与狼疮小鼠 LN 的发展呈正相关。而且，在 SLE 患者中发现 Th17 细胞比例以及血清中 IL-17 表达水平升高，特别是肾受累的患者。目前研究发现，一些分子的异常可能是导致 SLE 中 IL-17 分泌增加和 Th17 细胞在肾浸润的原因。例如，活化 Syk 途径后在 SLE CD4$^+$T 细胞上高表达的 TLR2，通过刺激 TLR2 将导致 IL-17A 和 IL-17F 启动子区的组蛋白乙酰化升高和 DNA 甲基化降低，以及活化 NF-κB 通路。还有研究发现蛋白磷酸化酶 2A 在 SLE 患者 T 细胞中升高，其通过抑制 DNA 甲基化转移酶 1 从而调控 IL-17 启动子区甲基化，并促进组蛋白 3 的乙酰化和 IRF4 的结合。CaMKIV 也被发现与 Th17 的分化有关，其活化可以导致 CREMα 和 RORγ 与 IL-17 启动子区结合并通过 PI3K/AKT/mTOR 途径促进细胞因子的转录。另外，CaMKIV 可能与 CCR6 的表达有关，后者是招募 Th17 迁移到肾的重要分子。

（2）Tfh 细胞：帮助 B 细胞产生自身抗体。SLE 是一种以大量高亲和力 ANA 为特征的疾病，并且抗 dsDNA 抗体水平与疾病活动性正相关。自身抗体的产生和 B 细胞的活化依赖于 T 细胞，特别是 Tfh 细胞。Tfh 细胞依靠细胞表面表达的 CXCR5、PD-1、ICOS 和 CD40L 与其他 CD4$^+$ T 细胞区别。除了这些表面标志物，其分泌的细胞因子 IL-21 和 IL-10 可共刺激 B 细胞分化为记忆性 B 细胞和浆细胞。不少研究小组发现 Tfh 细胞比例在 SLE 患者外周血中明显增多，并且与抗体滴度，特别是抗 DNA 抗体呈正相关。并且，在 LN 炎症部位的淋巴结聚集区和异位的生发中心中发现共表达 ICOS、PD-1、Bcl-6 和 IL-21 的 T 细胞。虽然 ICOS 不同于 CD40L 是 B 细胞分化为浆细胞所依赖的分子，但 ICOS 却是 Tfh 细胞自身分化所必需的分子。Tfh 细胞的分化需要转录因子 Bcl-6 的参与，Bcl-6 受到 STAT3 的调控，继而活化 IL-21 和 IL-6，并通过 STAT5 抑制 IL-2。IL-2 的降低及 IL-21 和 IL-6 在 SLE 血清中的升高表达，以及 ICOS 和 OX40 在 SLE 患者 T 细胞上的高表达将导致 Tfh 细胞分化多于 Th1 细胞及大量自身抗体的产生，参与 SLE 的发生发展。

（3）调节性 T 细胞：在 SLE 中功能减弱。调节性 T 细胞是机体维持稳态的一种 T 细胞亚型，在调控免疫系统中起到非常重要的作用。经典的 Treg 是 TCRαβ CD4$^+$T 细胞，而最近研究发现 TCRαβ CD8$^+$T 细胞和 γδT 细胞也具有负性调节功能。较为公认的是 SLE 患者 Treg 细胞数量和（或）功能有异常，但机制至今不明。

CD4$^+$Treg 为经典的调节性 T 细胞，其表面高表达 IL-2 受体 CD25、低表达 IL-7 受体 CD127，细胞内表达其特异性的转录因子 FoxP3。由于所用的检测标志物不同，文献中报道的 SLE 患者血清中 Treg 的数量和功能存在争议。Treg 与效应 T 细胞之间的不平衡可能是一些分子异常的结果。例如，PI3K/AKT/mTOR 和 CaMKIV 的通路活化使 SLE 的 T 细胞分化为 Th17 或者 DN T 细胞，同时由于 IL-2 的不足而导致 Treg 细胞分化减少。该理论最近也在狼疮小鼠中得到验证：在狼疮小鼠中抑制 CaMKIV 后，通过升高 IL-2 的水平增加了 Treg 的数量并抑制了炎症。在临床研究中也有类似的现象：用低剂量的 IL-2 可以降低疾病活动性，并升高 Treg 细胞比例、降低抗 dsDNA 抗体的水平。应用雷帕霉素体外处理 SLE 患者 T 细胞能扩增 Treg 并维持 Treg 细胞的抑制活性。另外，临床研究中使用 mTOR 抑制剂也能升高 Treg 细胞比例和降低疾病活动性。

CD8$^+$Treg 也表达 Foxp3、高水平 CD25、低水平 CD127，以及一些抑制性膜分子 CTLA-4 和 GITR 等。CD8$^+$Treg 细胞直接与靶细胞接触，或通过细胞因子与靶细胞接触来抑制免疫反应。其可通过抑制 HLA-E 分子来抑制 Tfh 细胞，从而调控获得性免疫应答。SLE 患者 CD8$^+$ Treg 细胞表现为抑制功能降低，而在患者血清中发现有 HLA-E 的抗体，这些抗体有可能是干扰 CD8$^+$Treg 细胞活性的原因。

12. B 细胞功能的异常导致抗体过度分泌，促进 SLE 的发生发展

（1）异常活化的 B 细胞：由于 SLE 患者血清中表达大量自身抗体，因此产生抗体的 B 细胞的异常分化活化一直被认为与 SLE 发病有密切联系。在 SLE 外周血中发现 naïve B 细胞数目降低，而未成熟的、记忆性 B 细胞和浆细胞的数目增加，并且自发性表达活化分子 CD40L，这说明过活化的生发中心释放活化的 B 细胞到外周循环中。另外，记忆性 B 细胞发现对 IL-10、BAFF、TLR、IL-21 和 BCR 的信号呈现高反应性。

（2）不同 B 细胞亚群：不同亚群的 B 细胞对 SLE 的疾病进展起到不同的作用。一般情况下，CD5$^-$ B 细胞（B2 细胞）受到外来抗原刺激，经活化、克隆扩增后，产生高亲和力的特异性抗体；而 CD5$^+$ B 细胞（B1 细胞）对外源性抗原只产生有限的应答，主要针对一些自身抗原产生反应，并且其应答是不依赖 T 细胞的。故 B1 细胞产生的抗体为低亲和力和多反应性的 IgM 型自身抗体及一些天然抗体，如类风湿因子（rheumatoid factor，RF）、抗单链 DNA 抗体、抗 dsDNA 抗体、抗组蛋白抗体、抗心磷脂抗体和抗细胞骨架抗体等。研究发现，活动期 SLE 患者 B 细胞中 B1 细胞所占的比例明显高于正常人，而在静止期则下降，并且

其数量与 SLE 疾病活动性及 ANA、抗 dsDNA 抗体、抗心磷脂抗体的水平呈正相关，与补体 C3 呈负相关。因此，B1 细胞的比例可能可以作为判断 SLE 疾病活动程度的一个指标。B2 细胞在 BAFF 刺激下，可能会转变为不依赖于 T 细胞刺激的产生 IgG 抗体的细胞。在雌激素诱导狼疮模型中，B2 细胞可以分泌抗 DNA 抗体并在抗原提呈中起到重要作用。

（3）B 细胞信号异常：研究还发现，在 SLE 中 B 细胞的信号传导存在异常。在众多异常的蛋白激酶中，Lyn 调控了 B 细胞的活化。Lyn 缺失的小鼠会自发狼疮样表型，证明了 Lyn 在 B 细胞功能中的重要作用。在 BCR 识别抗原后，Lyn 会被招募到邻近的 BCR 上，通过磷酸化 ITAM 或者 ITIM 来参与 B 细胞的活化和衰竭。Lyn 还可以活化某些负性调控分子，如 CD22 和 SHP-1。因此，Lyn 在 B 细胞活化中扮演着双重角色。另外，细胞内负性调控信号在 SLE 患者 B 细胞中降低，如 SHP-1 和 SHIP2。SHP-1 是一种没有受体的酪氨酸磷酸化激酶，它可与多种分子相互作用，如 ITAM、Src 激酶、ZAP70、syk 等，使其极大地参与了 T 细胞、B 细胞和 NK 细胞的细胞内调控。当 SHP-1 缺失时，B 细胞和 T 细胞应答异常，并且小鼠会产生大量抗体。然而，其在人体自身免疫中的作用目前还不清楚。

BAFF 作为一种 B 细胞共刺激因子，参与了 B 细胞的增殖和分化，在体液免疫中具有重要作用，其在体内的过量表达与 SLE 发病机制密切相关。BAFF 与 B 细胞膜上 3 种受体结合，分别为 BAFF 受体、B 细胞成熟抗原（BCMA）和跨膜激活与钙离子信号调节亲环素配体（CAML）的作用因子（TACI），进而调控机体免疫应答。

在 SLE 血清中，BAFF 的表达水平明显增高，与抗 dsDNA 抗体水平呈正比，并与肾损伤程度和尿蛋白定量呈正相关。过表达 BAFF 的转基因鼠表现出狼疮样表型，并且自身抗体水平升高；在自发狼疮的 NZB/WF1 小鼠血清中也发现 BAFF 的表达水平升高。而用重组 TACI 注射小鼠，可观察到狼疮样表型缓解，活化的 B 细胞数量减少。此外，BAFF 也可通过提高 B 细胞特异性转录因子（Pax5/BsAp）和 CD19 的表达，来提高 BCR 的信号传导，间接促进 B 细胞增殖和 IgG 的分泌。

13. 自身抗体的分泌是导致 SLE 发病最直接的原因

在众多 SLE 自身抗体中，只有抗 dsDNA 抗体与疾病活动性和特异性器官损伤相关。抗 dsDNA 抗体与抗 Sm 抗体、抗 PL 抗体和 ANA 一同被列入美国风湿协会的指南中。ANA 可能在 SLE 患者发病前就表现为阳性，而 ANA 阳性的个体只有少数会发展为 SLE。所以，ANA 不能作为预测 SLE 发病及病情的抗体，并且其是否是病理性的抗体也存在争议。几乎所有的 SLE 患者 ANA 都为阳性，而 ANA 阳性的个体不一定为 SLE 患者。ANA 一方面能诱导疾病的表型，另一方面也能通过抑制免疫复合物的形成或者隐藏抗原表位等来拮抗病理性抗体，从而防止疾病的发生。关于抗体介导细胞损伤的机制多种多样，其取决于抗原本身的特性、位置以及抗体的功效。目前，已鉴定出何种抗体与何种临床表型相关，并能预测将来可能发生的疾病表型。最成熟的评估机制为抗 dsDNA 抗体与 LN、抗 PL 抗体与血管栓塞、抗 C1q 抗体与 LN 等。自身抗体在 SLE 中与疾病表型的关系见表 1。

表 1 SLE 中的自身抗体与临床相关性

抗体	发生率（%）	敏感性（%）	特异性（%）	与疾病活动性相关	与临床表型相关
ANA	95	95	75	否	否
抗 dsDNA	40～80	70	95	是	LN
抗核小体	50～90	73～100	67～84	IgG	LN
抗 C1q	30～50	50	72	与 LN 活动性有关	LN 复发
抗 Sm	10～55	26	98	否	NPSLE、LN 和肺纤维化
抗 βGPI IgM 和 IgG	17～49	29～32	79～86	否	血栓、NPSLE、脑中风
抗 CL IgM 和 IgG	23～53	100	66～94	否	血栓、反复流产
LAC	30～40	45～61	66～73	否	血栓、反复流产、血小板减少症
抗核糖体 P 蛋白	13～40	20	100	是	NPSLE
抗 Ro / SSA	24～60	40	低	有争议	光敏、肺部疾病、新生儿狼疮、干眼症、细胞减少症，皮肤红斑

注：LN：狼疮肾炎；抗 CL：抗心磷脂抗体；LAC：狼疮抗凝血因子；NPSLE：神经精神病性狼疮。

14. 异常的 DCs 参与 SLE 发生发展的机制

早在 2001 年，在 SLE 血清中就发现升高的 IFN-α，而含有高水平 IFN-α 的 SLE 血清能促使正常人的单核细胞分化为 DC。在 IFN-α 受体缺失的小鼠模型中发现狼疮样表型减少，表明 IFN-α 在 SLE 中的重要作用。pDC 是 IFN-α 的重要来源，在 pDC 胞浆中的 TLR7 和 TLR9 分别识别 RNA 和 DNA 后将释放大量的 IFN-α。IFN-α 不仅仅促进 pDC 自身的活化和成熟，使自身表达 CD80、CD86 和 MHC-II 以及刺激 T 细胞活化能力增强，并且能直接促进 B 细胞活化和抗体产生。这些研究结果提示 DC 在 SLE 发生发展中起到非常重要的作用，并可能作为治疗的靶点。

然而，由于很难比较不同实验室的检测结果、不同的疾病活动性和临床表型以及不同的用药时间等，以致于很难得到一致的关于 DC 在 SLE 外周血中的结论。目前报道 CD11c$^+$ mDC 在外周血单核细胞中比例有升高、正常和降低。同样的现象也发生在 pDC。一种解释为在 SLE 外周血中发现降低的 pDC 和 mDC 可能迁移到了肾和皮肤等发生炎症的器官中。另外，SLE 患者骨髓细胞诱导分化成的 pDC 和 mDC 高表达 CD40 和 CD86，并具有更强的刺激 T 细胞增殖的能力。并且，SLE 患者单核细胞诱导分化出来的 DC 表达高水平共刺激分子。为了更好的理解和认识 DC 在 SLE 发病机制中的作用以及作为治疗的靶点，不同亚型的 DC 在外周血的作用和比例将在未来的研究中进一步得到证实。

15. 补体下降参与 SLE 发生发展的机制

SLE 的病情活动期多伴有血清补体 C3 和 C4 水平的降低。其在 SLE 发病中涉及的机制主要有两方面：一方面，补体成分可以介导由自身抗体引起的组织损伤；另一方面，补体经典活化途径中早期成分的遗传性缺陷（C1q、C1r、C1s、C4、C2）与 SLE 的发生密切相关，提示补体系统在 SLE 发病机制中的保护性作用。

（1）补体活化与 SLE：活动型 SLE 患者血清中补体水平一般表现为降低。大量研究表明，补体活化及补体消耗（表现为低水平的 C4 和 / 或 C3，或高表达 C3 的分解产物 C3d）与肾脏受累的活动度相关。然而，一些其他因素也可能影响血清补体的表达水平，如产生率和代谢分解频率。另外，针对补体的自身抗体，如抗 C1q 抗体，也会导致血清中补体水平的降低。最近研究发现，在 27% 的 SLE 患者中可以检测到血小板结合的补体活化产物 C4d（P-C4d），而正常人中无表达。因此，通过检测 P-C4d 来区分正常人和 SLE 患者，其特异性达到 100%。当 SLE 病情活跃时，骨髓中的网织红细胞能特异性吸附补体活化后的产物 C4d，其吸附量与活动性成正比。

（2）补体缺陷与 SLE：补体经典活化途径早期所涉及的补体成分（C1q、C1r、C1s、C4、C2）的遗传性纯合子缺陷是 SLE 的遗传易感因素之一。其中，C1q 缺陷的 SLE 患者绝大多数为儿童，病死率较高，进一步反映出其缺陷导致 SLE 的严重程度。C1r 和 C1s 缺陷的患者相对较少，且通常为二者同时发生。在

C1r 完全缺失伴 C1s 水平低于正常 50% 的人群中，大多数会发生 SLE。C2 缺陷是最常见的遗传性补体缺陷，在高加索人群中纯合子 C2 缺陷发生率为 1/20000。大部分 C2 缺陷的个体没有任何临床表征。

（3）补体参与 SLE 发病的作用机制

1）免疫复合物清除减少：在正常情况下，免疫复合物的形成有助于清除外来抗原。补体通过和免疫球蛋白 Fc 段相结合，一方面改变了免疫球蛋白的空间构象，抑制其结合新的抗原表位，继而抑制新的免疫复合物形成；另一方面，补体借此插入免疫复合物的网络结构中，从空间上干扰 Fc 段的相互作用，溶解已沉积的免疫复合物。研究发现 C1qa 缺失的小鼠脾对免疫复合物的摄取明显减少，提示补体 C1q 在清除免疫复合物中发挥重要作用。补体的缺失可导致 SLE 中免疫复合物清除减少。免疫复合物与红细胞膜上 CR1 的结合是循环中清除免疫复合物的一个重要机制。在 SLE 患者血清中发现 C1q 和 C4 的消耗量与 CR1 的表达成反比，从而导致循环中免疫复合物减少，沉积在靶器官，造成组织损伤。

2）补体缺陷促进感染：补体缺陷时，免疫应答被推迟，经典激活途径难以启动。此时机体对感染的应答以非特异性为主，因此病原体等更易到达组织器官，与宿主的 DNA、组蛋白等发生相互作用，影响翻译转录过程，导致机体对改变后的自身核酸产生应答，表现为自身免疫紊乱。

3）炎症导致组织损伤：补体缺陷的患者不能正常地清除体

内由炎症造成的损伤，导致宿主抗原很容易被修饰，大量自身抗体产生，继而出现高水平表达的免疫复合物。补体被强烈活化，加剧靶器官的损伤，使更多的自身抗原暴露，而形成一个恶性循环。

（吴海竞　整理）

SLE 发病的遗传机制

SLE 是一种多基因病。支持遗传因素在 SLE 中发挥重要作用的研究证据包括：① SLE 呈现家族聚集性，10% ～ 12% 的 SLE 患者其一级亲属也同患此病；②同卵双生子和异卵双生子的发病率不完全一致，同卵双生子患 SLE 的一致率为 24% ～ 69%，而异卵双生子仅为 2% ～ 9%；③基因缺陷如 *Fas* 和 *Bcl-2* 可致 SLE 易感；④绝大多数 SLE 患者携带多个遗传易感基因。全基因组关联分析和候选危险基因的方法已经鉴定了超过 40 个与 SLE 相关的基因。这些基因编码病理性通路中的蛋白转录。这些通路包括凋亡和凋亡物质或免疫复合物的清除、天然免疫和获得性免疫的功能、细胞因子的分泌以及趋化因子和黏附分子的产生。*MHC* 和非 *MHC* 基因都发现与 SLE 的易感性相关。但一些高突变的基因，如补体片段 *C1q*、*C2*、*C4A*、*C4B* 和 *Fc γR ⅢB* 缺失或者 DNA 核酸外酶突变等的发生率只有 1% ～ 2%。除此之外，Meta 分析也为遗传机制在 SLE 中的作用提供了更加全面的数据。

16. 人类主要组织相容性复合物与 SLE 的危险因素相关性最强

GWAS 研究发现，与其他基因相比较，人类主要组织相容性复合物（major histocompatibility complex，MHC；又称为人类白细胞抗原，HLA）与 SLE 的危险因素相关性最强。*HLA-G* 属于非经典的 HLA-Ⅰ 类基因，其在炎症疾病过程中被诱导产生，在免疫监视中发挥作用。有研究发现，SLE 患者可溶性 HLA-G 和膜表达性 HLA-G 的表达水平均较正常人升高。最近研究发现含有 *HLA-DRB1*、*DQA1* 和 *DQB1* 的 HLA-Ⅱ 类基因，以及 HLA-Ⅲ 类基因都与 SLE 的发病机制呈特异性相关。一些单基因位点被发现与临床表型显著性相关，如 *HLA-DRB1* 与肾病、*ITGAM CR3* 与关节炎。Ⅲ 类编码的基因为补体蛋白和细胞因子，它们与 SLE 相关性很大，如 TNF-α-308 和 C4A 补体。在抗体分泌和抗体特异性的形成中，HLA-Ⅱ 类分子可能起到了相关作用。SLE 中自身抗体的反应可能是由 HLA-DR 限制性 T 细胞识别抗原的分子模拟而诱导的，机体通过识别 HLA-DR 提呈的抗原来选择自身反应性的 T 细胞克隆。这个过程可能会导致自身抗体和效应 T 细胞的产生，并最终导致组织损伤。

17. IFN-α 及其相关基因可能参与 SLE 的发病机制

在过去几年的 GWAS 研究中，越来越多的证据表明 IFN-α 通路里的基因单核苷酸多态性在 SLE 发病机制中起到非常重要的作用。Ⅰ型 IFN 代表了 IFN 家族（Ⅰ、Ⅱ、Ⅲ）最大的群体，可分为 5 个亚型：α、β、ω、ε 和 κ。其中，IFN-α 在天然免疫中清除病原体起到重要作用。另外，IFN-α 在获得性免疫中也被证明起到一定的免疫调节作用。目前研究发现，IFN-α 能加强自身的分泌、促进 DC 细胞的成熟和活化、促使单核细胞分化为抗原递呈细胞（APC）并上调 Toll 样受体（TLRs）和 BAFF 的表达、刺激 Th1 细胞通路和抑制活化 T 细胞的凋亡、促进 B 细胞分化和抗体分泌、增加 NK 细胞活力，并能增加自身抗原的表达，如 Ro52。IFN-α 的主要来源为 pDC 细胞。pDC 细胞在遇到自身凋亡或坏死细胞释放的 DNA 和病毒 RNA 后，通过激活 TLRs 而释放 IFN-α。

（1）干扰素调节因子（interferon regulatory factors，IRFs）：在正常情况下，IFN-α 在正常人中表达水平非常低；然而在自身免疫性疾病患者中，即使在没有病原体刺激下 IFN-α 的表达水平仍持续升高。SLE 患者通常表现为 IFN-α 相关基因过表达，并与严重的临床表型相关。在这些基因中，*IRF5* 与 SLE 的相关性最为显著。*IRF5* 能够调节干扰素（interferon，IFN）诱导的基因并活化 IFN-α 的分泌。值得注意的是，*IRF5* 自身为 IFN 诱导基因，因此可能存在一个正向反馈的循环造成 IFN 的反应增加和异常活化的天然免疫应答及获得性免疫应答增加。三个已经被鉴定的 *IRF5* 风险单倍体可能发生功能性变异，并且表现为稳定的转录，导致 *IRF5* 在 SLE 患者 PBMCs 中表达升高。另外，功能的突变可能形成新的剪切位点，从而形成新的更有效的 *IRF* 亚型。

除此之外，*IRF* 其他的变异体也可能影响 IFN-α 的产生。其中，*IRF7* 可能参与了 SLE 的发生。*IRF5* 和 *IRF7* 的变异体都能导致 IFN-α 的分泌增高。

（2）信号传导和活化转录因子 4（*STAT4*）：*STAT4* 是由 IFN-α 与其受体结合后诱导的信号通路中的一部分，参与了细胞增殖、分化和凋亡，并参与了 IL-12 和 IL-23 的信号传导以及 Th1 和 Th17 细胞应答的初始化。目前，两个 *STAT4* 等位基因已经被鉴定出来，这两个等位基因都是通过增加对 IFN-α 的敏感性及 *STAT4* 的转录和 *IRF5* 易感位点相互作用，从而增加 SLE 发生的风险。

（3）IFN 相关基因：除了已经深度研究的 *IRFs* 和 *STAT4*，一些 IFN-α 信号通路中的分子也被关注。其中，IL-1 受体相关激酶 1（*IRAK1*）、TNFα 诱导蛋白 3（*TNFAIP3*）以及 *TNPI1* 的变异体将导致细胞内信号传导增加和异常的炎症反应，这些都有可能导致 SLE 的发生。由于 TLR 的活化是 IFN-α 产生的关键因素，那么 TLRs 等位基因的单核苷酸多态性是否会增加 SLE 或者其他自身免疫性疾病的风险呢？目前，关于该问题并没有确切的研究结果，不过一些能够增加 SLE 中 TLRs 表达的等位基因已经被鉴定出来。

18. 酪氨酸蛋白磷酸酶 22 变异体与 SLE 的发病有关

酪氨酸蛋白磷酸酶 22（*PTPN22*）编码了淋巴蛋白酪氨酸磷酸酶（LYP），后者通过与 Csk 酪氨酸激酶结合来抑制 T 细胞。

功能性的 *PTPN22* 变异体与 SLE 等自身免疫性疾病有关。因此，*PTPN22* 是非 MHC 风险等位基因中的重要一员。在 SLE 患者中，*R260w* 单核苷酸多态性（SNP）在 *PTPN*22 基因中能引起一个获得功能的变异体，抑制 TCR 信号传导。这个多态性在小鼠和人中都与自身免疫反应高度相关，这可能与胸腺中的自身反应性 T 细胞克隆的阴性选择失败以及 Treg 细胞功能的降低有关。近年来，越来越多的证据证实了 *PTPN22* 多态性与 SLE 的密切关系。

19. Fcγ受体可能参与 SLE 的发生发展

Fcγ受体（FcγR）广泛表达于血液细胞，并与 IgG 的碎片结合，内吞免疫复合物以及抗原，进而影响抗原递呈和调节免疫反应，其能与短链聚体蛋白相互作用，干扰 FcγR-Fc 信号传导。在人体中有 3 种 FcγR 与 IgGs 结合：FcγRI、FcγRII和FcγRⅢ。其中，FcγRⅡB 是唯一一种抑制性受体，也是唯一表达在 B 细胞上的受体。

（1）FcγRⅡA 和 FcγRⅢB：FcγRⅡA 和 FcγRⅢB 是活化表达的受体。FcγRⅡA 表达于单核细胞、中性粒细胞、巨噬细胞、DC 细胞以及血小板，而 FcγRⅢB 仅表达于中性粒细胞。一种 *FCGR2A* 的等位基因变异体（His131Arg）被发现与 SLE 的易感性有关。并且 FcγRⅡA 可以参与 FcγRⅢB 的细胞内信号传导。*FFCGR3B* 拷贝数可以从 0 ～ 6 变动；拷贝数越低，其发生 SLE 和 LN 的风险性就越高。

（2）FcγRⅡB：FcγRⅡB 通过影响 B 细胞活化、浆细胞存活、

DC 细胞反应以及巨噬细胞活化来抑制性地调控细胞功能和免疫反应。并且，Fc γRⅡB 可以初始化 Bcl-2 相互作用介子（Bim）依赖的凋亡通路。Fc γRⅡB 在滤泡清除中起到关键性作用，因此可以防止自身反应性 B 细胞逃避中央耐受并进入滤泡和增殖。另外，在生发中心中其可以向 B 细胞提供抑制性信号来阻止 B 细胞增殖。因此，这些步骤中的任何改变都有可能导致免疫耐受被打破。而在 SLE 小鼠模型中，由于浆细胞缺乏 Fc γRⅡB，所以可使其逃避 Fc γRⅡB 介导的凋亡并在骨髓和炎症部位聚集，而在 Fc γRⅡB 缺失的小鼠中发现抗体分泌增加。并且，一种 SLE 易感多态性在 FCGR2B 位点被鉴定。这个多态性可以阻止 Fc γRⅡB 介导的抑制性信号传导。

20. X 染色体相关基因与 SLE

众所周知，SLE 好发于女性。因此，检测 X 染色体的基因谱变得很有必要。在之前提到的众多基因中，IRAK1 及其多态性 C203S 可能与 SLE 发病相关，已有研究表明其变异体实际上可能影响相邻基因甲基化 CpG 结合蛋白 2（MECP2）。MECP2 编码蛋白参与了 DNA 甲基化和甲基化敏感基因的转录。后文中会重点阐述 DNA 低甲基化与 SLE 的关系。在这些位于 X 染色体上的 DNA 甲基化敏感基因中，CD40L 在 SLE 女性患者中的过表达可能影响了 SLE 的易感性，这是因为 CD40L 在抗原刺激下参与了 T 细胞和 B 细胞之间的相互作用。

（吴海竞　整理）

SLE 发病的表观遗传学机制

　　早在 1942 年，Waddington C.H. 首次提出了表观遗传学（epigenetics）一词，并指出表观遗传学是经典遗传学的延伸和补充，可解释遗传学不能解释的现象。表观遗传学是研究基因表达在序列不发生改变的情况下发生的可逆的和可遗传的改变，包括 DNA 甲基化、组蛋白修饰和非编码 RNA 等，现已成为研究 SLE 发病机制的热门领域。在 SLE 中，仅 20% 的同卵双生子表现为一致的发病率，提示环境因素和表观遗传学机制在 SLE 发病中的重要作用。另一个有力证据说明表观遗传学在 SLE 中的作用是 SLE 好发于女性，并在感染、UV、药物、激素和压力等作用下加剧。再者，一些可以诱导 SLE 的药物如 5 氮杂胞苷（5-Aza）和普鲁卡因胺都可以引起表观遗传学修饰。然而，至今为止，环境因素通过表观遗传修饰导致 SLE 易感人群发生疾病的具体机制还不十分明确，还需要将来大量的研究来探索和发现。

21. DNA 甲基化

DNA 甲基化（DNA methylation）是指在 DNA 甲基化转移酶（DNMTs）的催化作用下，由 S- 腺苷甲硫氨酸（SAM）提供甲基，在 DNA 胞嘧啶（C）的第 5 位碳原子上添加一个甲基基团，形成 5- 甲基胞嘧啶的化学修饰过程（图 7）。这一过程主要发生在富含胞嘧啶（C）和鸟嘌呤（G）的 CpG 岛（CpG island）区域。CpG 岛含有超过 200 个 Bp，CG 比例超过 50% 并且 CpG 期望值的比例大于 60%。大约 60% 基因启动子区都有 CpG 岛，并且一般情况下都是非甲基化的。但是，大约 6% 基因启动子区甲基化的发生是组织特异性的，发生在早期发育或者分化的组织中。这很好地解释了为什么所有细胞都共用相同的遗传信息，而他们的表型却不尽相同。一般而言，DNA 甲基化与基因沉默有关，甲基化如同一个基因沉默的标记，参与了机体众多重要生物学过程，如细胞分化和免疫反应。

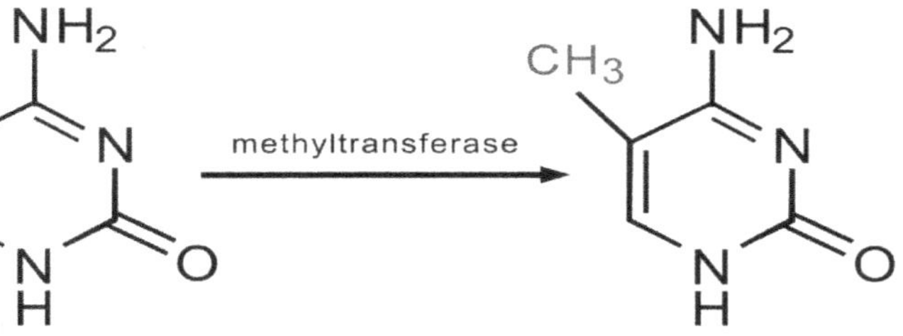

图 7　DNA 甲基化过程（图片引自 87 页参考文献 193，彩图见彩插 7）

DNA 甲基化通过很多机制来抑制基因的表达。例如，甲基

CpG 结合结构域（MBD）蛋白可以被甲基化的 DNA 招募，并且 MBD 蛋白家族的成员可以招募组蛋白去乙酰化和染色体修饰的复合子到 DNA 甲基化修饰的位点，使染色质结构紧密、由活跃变为非活跃状态，使转录无法正常进行，导致基因沉默。另一个重要的机制为 DNA 甲基化可以直接阻止转录因子与 DNA 分子结合，从而抑制转录。然而，并不是所有的 DNA 甲基化都发生在 CpG 岛，有一些也发生在 CpG 岛岸。CpG 岛岸是 CpG 密度稍低和靠近 CpG 岛的区域，也与转录失活有关。很多组织特异性的 DNA 甲基化并非发生在 CpG 岛而是发生在 CpG 岛岸。

DNA 甲基化由 DNA 甲基化转移酶 DNMT1、DNMT3a 和 DNMT3b 来介导。这 3 种酶在作用机制上存在差异，可以大致分为两大类：①维持型甲基转移酶：DNMT1；②新生型甲基转移酶：DNMT3a 和 DNMT3b。DNMT1 是哺乳动物细胞中最丰富的一种 DNA 甲基转移酶，它能够催化半甲基化的 DNA 链，使半甲基化双链 DNA 转变为完全甲基化的双链 DNA，从而保证体内特异性甲基化方式在亲代和子代之间准确传递；而 DNMT3a 和 DNMT3b 可使非甲基化 DNA 链转变为甲基化 DNA 链，使得甲基化模式在胚胎形成、生长发育过程中得以建立。相对于甲基化，DNA 去甲基化是一个去甲基和活化沉默基因的过程，DNA 羟甲基化是去甲基化的一种，其过程由 TET1、TET2、TET3 三种酶介导（图 8）。

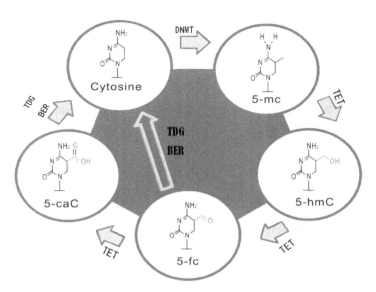

图 8　DNA 甲基化和去甲基化的循环（图片引自 87 页参考文献 193，彩图见彩插 8）

22. 异常的 DNA 甲基化与异常功能的 T 细胞

早在 20 世纪 60 年代，DNA 甲基化在 SLE 发病中的作用就引起了广泛关注，现今已经成为一个非常热门的领域。研究发现，两种抑制甲基化药物普鲁卡因胺和肼屈嗪可以在小鼠中诱导狼疮样表型，并且不用药后症状自行消失。在自发狼疮小鼠模型（MRL/lpr）胸腺和淋巴结中甲基化水平比正常小鼠明显降低。在 SLE 患者中发现，外周血 PBMC 中 CD4+ T 细胞甲基化水平降低而不是 CD8+ T 细胞。活动性 SLE 患者 CD4+ T 细胞表现为 DNA 低甲基化并在裂解自身巨噬细胞的 CD4+ T 细胞亚群中过表达 LFA-1。全基因组甲基化研究发现，SLE 患者 CD4+ naïve T 细胞 IFN 相关基因的 DNA 甲基化修饰和转录有改变，并与不同的临床表型相关，例如在蝶状红斑与盘装红斑以及非肾损伤与有肾损伤之间比较。然而，全基因组甲基化的水平并不能反映具体的基因的表达，而只是体现了整个细胞的活化程度。因此，现今的研究趋势已经开始转向研究 SLE 相关细胞亚群中具体基因的甲基化水平。

早前，Richardson 等报道 SLE 患者的 CD4+ T 细胞表现为 DNA 低甲基化，并与 T 细胞的自身反应性有关。该研究是研究表观遗传在 SLE 中作用的里程碑，开启了表观遗传学在 SLE 发病机制中的角色的新时代。他们的研究成果也解释了 5-Aza 诱导正常 CD4+ T 细胞变成自身反应性 T 细胞的现象。越来越多的研究致力于揭示特定基因的甲基化在 T 细胞分化和活化中的作用。例如，在 Th1 和 Th2 细胞分化过程中发现其特异性细胞因子基因 *Ifng* 和 *Il4* 的甲基化水平降低；调节性 T 细胞中 *FOXP3* 基因表现为 DNA 低甲基化；在最近的一项报道中，Tfh 细胞的重要转录因子 *Bcl-6* 上 5hmc 结合减少，证明 Tfh 细胞诱导分化也受到 DNA 甲基化调控。

23. 狼疮 T 细胞 DNA 低甲基化的分子机制

（1）环境因素：DNA 甲基化和去甲基化不会自发的进行，一般都是在一定刺激或者外在因素诱发下发生。很多环境因素，如感染、中波紫外线（ultraviolet B，UVB）等，都是 SLE 发病的诱因，并且越来越多的证据表明这些环境因素通过表观遗传学修饰来发挥作用。例如，可能由 UVB、吸烟、感染、水银等引起的氧化应激可以降低 T 细胞甲基化转移酶 DNMT1 的水平，并在 SLE 患者中可以升高受到 DNA 甲基化抑制的基因的表达。再者，另外一些外来刺激可以协同作用，包括在饮食上缺乏维生素 B、叶酸、甲硫胺酸、胆碱和锌。这些维生素都是维持 DNMT1 正常水平所必须的物质。然而，饮食因素如何通过表观遗传学修饰来影响 SLE 的发病？例如，饮食中不同含量的甲硫胺酸在正常情况下对 T 细胞 DNA 甲基化没有影响。然而，在 T 细胞中 DNMT1 水平被强力霉素降低后，富含甲基供体的饮食可以降低抗 dsDNA 抗体水平以及减少肾损害；而甲基供体含量低的饮食有相反的效果。另外，我们在之前的研究中发现高盐饮食可以促进狼疮小鼠的疾病发展进程，这可能与高盐促进羟甲基化转移酶 TET2 的表达、促进 Tfh 细胞分化等有关。

（2）异常的转录因子表达和 miRNAs：除了细胞亚型特异性的细胞因子和转录因子，其他基因如 *HTR1A*、*LFA-1*、*CD70*、穿孔素和 *CD40L* 都被发现在 SLE 患者 CD4$^+$ T 细胞中是去甲基化状态，并与疾病的发病机制有关。这些与 T 细胞自身反应相关的基因在 SLE 患者中处于低甲基化和高表达的状态。最近，DNA 甲基化的上游调节因子被报道。例如，RFX1 及 X-Box 蛋白家族的调节因子，在 SLE 患者 CD4$^+$ T 细胞中表达降低，并调控 CD4$^+$ T 细胞的 DNA 甲基化。再者，DNA 损伤修复诱导蛋白（Gadd45α）被认为具有去甲基化功能，其在 SLE 患者中表达升高，并与疾病活动性及 *CD70* 和 CD11a 的表达呈正相关。另外，HMGB1 通过与 Gadd45α 结合后参与 DNA 甲基化。在大规模检测中发现 IFN 相关的基因在 SLE 患者 CD4$^+$naïve T 细胞中处于低甲基化状态，这些基因包括 *IFI44L*、*IFIT1*、*MX1*、*STAT1*、*USP18*、*BST2* 和 *TRIM22*。这说明 SLE 患者前体 T 细胞存在异常。最近，我们研究发现 IFI44L 启动子区两个甲基化位点的甲基化水平可以作为 SLE 诊断的高敏感性和特异性生物学标志物。SLE 相关的炎症因子基因，例如 *IL4*、*IL6*、*IL10* 和 *IL13* 在 SLE 患者中为去甲基化，并因此可能参与了 SLE 的发病过程。

miRNA 被证明是 DNA 甲基化的调节因子。因此，miRNA 与 DNA 甲基化在 SLE 患者中有很强的相关性。miR-21 和 miR-148a 可以抑制 DNMT1 的表达，其在 SLE 患者和狼疮小鼠 MRL/lpr 小鼠中升高的表达可能与 CD70 和 CD11a 的低甲基化和高表达有关。miR-126 和 miR-29 也被发现通过靶向作用于 DNMT1 调节 DNA 甲基化。

（3）异常的 ERK 信号通路：除了与 T 细胞分化有关，表观遗传异常调控在 SLE 相关信号通路中也起到了重要作用。例如，在 SLE 患者 CD4$^+$ T 细胞中阻断 ERK 信号通路能降低 DNMT1 活性并导致子代细胞去甲基化。运用 ERK 抑制剂的 CD4$^+$ T 细胞具有自身反应性，当回输到同源的小鼠后引起狼疮样表型。再者，PKCδ（ERK 信号通路中的一步）抑制剂能引起 CD70 启动子区的低甲基化和基因高表达。并且，PKCδ 敲除小鼠可发生狼疮样表型。

（4）DNA 羟甲基化：5- 羟甲基胞嘧啶是 5- 甲基胞嘧啶的氧化衍生物，是 DNA 去甲基化的中间体。DNA 羟甲基化过程由羟甲基化转移酶 TET 蛋白（TET1、TET2、TET3）介导。该过程是调控 T 细胞和干细胞的机制之一。在 T 细胞中敲除 TET2 的表达能降低 T 细胞中 5-hmc 的表达并降低重要转录因子的结合，进而降低 Th1 和 Th17 的细胞因子分泌。在前期研究中，我们发现 SLE 患者 CD4$^+$ T 细胞表现为全基因组高羟甲基化，并且 TET2 和 TET3 的表达升高。因此，5-hmc 可能作为 DNA 低甲基化及 CD4$^+$ T 细胞自身反应性升高的机制之一，并可能与 SLE 发病机制有关。

24. B 细胞的异常 DNA 甲基化与 SLE

作为自身抗体的主要来源，B 细胞在 SLE 发病机制中起到直接的关键作用。因此，即使对 B 细胞在 SLE 中的机制还不十分清楚，但越来越多的临床研究仍以 B 细胞作为治疗靶点。DNA 甲基化在 B 细胞的分化中起到重要作用。例如，在 B 细胞分化早期，*PAX-5* 和 *Pu-1* 的调控区域表现为低甲基化；而 CD19 启动子区在前体 B 细胞中为去甲基化，*CD21* 启动子区在成熟的 B 细胞中表现为去甲基化。不同于 T 细胞，关于 B 细胞 DNA 甲基化在 SLE 中作用的报道还为数不多。

SLE 患者 CD5$^-$ 不表达的 B2 细胞表现为 DNA 去甲基化，进而促进了 B 细胞的自身反应性。并且，SLE 患者 B 细胞中改变的 HRES1/p28 DNA 的表达可能是受到 DNA 甲基化的调控。最直接的证据是，在体外用 DNMT1 抑制剂处理 B 细胞后，再将该 B 细胞回输到同种小鼠可引起 ANA 升高。SLE 中 DNA 甲基化异常及所调控的分子和细胞等见表 2。目前，关于 DNA 甲基化与 SLE 发病机制的研究还局限于 CD4$^+$ T 细胞，而对于 CD4$^+$ T 细胞的不同亚群，如 Th1、Th2、Th17 和 Tfh 等细胞的相关研究甚少，并且关于 B 细胞和 DC 等直接参与 SLE 发病机制的研究还需要进一步加强和深入挖掘。随着表观遗传学时代的到来，我们相信这部分缺陷将很快被弥补。

表 2　SLE 患者免疫细胞中的异常 DNA 甲基化

细胞类型 / 分子 / 基因 / 信号通路	甲基化状态
T 细胞和 B 细胞全基因组	降低
DNMTs 在 CD4$^+$ T 细胞中表达降低	降低
T 细胞中的 Gadd45α	升高
CD6，CD11a，CD70，CD40L，CD5	降低
IL4，*IL6*，*IL10*，*IL13*	降低
IFGNR2，*MMP14*，*LNC2*，*CSF3R*，*AIM2*，*IFI44L*，*IFIT1*，*IFIT3*，*MX1*，*STAT1*，*USP18*，*BST2*，*TRIM22*	降低
阻断 ERK 信号通路	降低
抑制 PKCδ	降低

25. 组蛋白修饰与 SLE

组蛋白修饰是另一种调控基因表达的重要表观遗传学修饰。染色质最基本的重复亚单位——核小体，由 H2A、H2B、H3 和 H4 各两个组成的组蛋白八聚体和 146bp 缠绕其上的 DNA 组成。组蛋白是一组高度保守的蛋白质，不是单纯的结构蛋白，而是积极参与了转录、复制、重组和 DNA 修复等以 DNA 为模板的各种细胞核活动。每个组蛋白都包括了一个共同的结构域和一个没有结构的 N- 及 C- 尾端。组蛋白的许多位点受到一系列翻译后共价修饰，如乙酰化、磷酸化、甲基化、泛素化、多聚 ADP 糖基化和类泛素化等（图 9）。每一种修饰都有其特殊的功能。例如，H3K9 的乙酰化促进转录过程而甲基化抑制这一过程。在这些修饰中，关于乙酰化和去乙酰化的研究最多。这两个过程分别由组蛋白乙酰基转移酶（HATs）和去乙酰基酶（HDACs）介导。一般而言，HATs 将乙酰基转移到赖氨酸并引起基因活化，而 HDACs 去除乙酰基团后引起基因沉没。不同于乙酰化，组蛋白甲基化发生在精氨酸或者赖氨酸上，并受到组蛋白甲基转移酶（HMT）和去甲基转移酶（HDMTs）的调控，其修饰后对基因表达的影响取决于修饰位置以及甲基数量。一般而言，H3K4 的三甲基化促进基因的表达，而 H3K9 和 H3K27 的三甲基化下调基

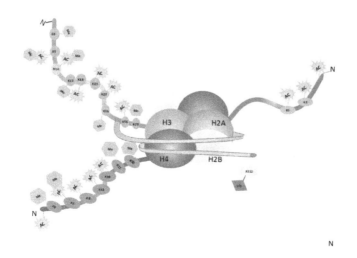

图 9　组蛋白及组蛋白修饰位点（图片引自 87 页参考文献 193，彩图见彩插 9）

因的表达。

组蛋白修饰在 SLE 的发病机制中起到一定的作用。在 SLE 患者中发现 CD4$^+$ T 细胞全基因组组蛋白 H3 和 H4 为低乙酰化，并发现 *TNFSF7* 启动子区异常的组蛋白修饰可能与异常过表达的 CD70 有关。正常的 T 细胞用 HDAC 抑制剂处理后导致 T 细胞 CD3 链低表达及 T 细胞异常。另外，转录因子 CREMα 可能参与活动性 SLE 患者组蛋白乙酰化修饰，其通过招募 HDAC 到 IL-2 启动子区 Cre 位点，从而抑制 IL-2 的表达。再者，在 SLE 患者 PBMCs 中发现很多关键基因的 H3K4me3 修饰的改变。有报道，SLE 患者的单核细胞被全基因组组蛋白 H4 乙酰化，并且 63%H4 乙酰化的基因受到 IFN 调控因子的调控。

在基因特异性的层面，组蛋白修饰调控了 SLE 相关细胞因子的分泌。例如，*IL-17* 位点上 H3 乙酰化的升高以及 STAT3 对核小体的调控导致 IL-10 分泌增加。另外，组蛋白低乙酰化被证明与 SLE 患者中升高的肿瘤坏死因子（tumor necrosis factor-α，TNF-α）水平以及成熟的单核细胞比例有关。虽然在动物实验中进一步证明了组蛋白修饰参与 SLE 发病机制，然而，组蛋白修饰在 SLE 中是因还是果，至今没有定论。例如，组蛋白去乙酰化酶 Sirt-1 在狼疮小鼠 MRL/lpr 小鼠中高表达。敲低 Sirt-1 表达能短时间升高 H3 和 H4 乙酰化，降低抗 dsDNA 抗体水平，减少肾小球 IgG 沉积以及肾损害。运用 HDAC 抑制剂治疗 MRL/lpr 小鼠，能明显改善尿蛋白、减少肾损害以及降低 SLE 相关细胞因子水平。最近一项研究从 CD4$^+$ T 细胞的基因和表观遗传图谱中鉴定了 21 种自身免疫性疾病候选基因的变异体，这些 CD4[+] T 细胞主要为 Th1、Th2 和 Th17 细胞。本研究中，在调节性 T 细胞和 Th17 细胞 *IL2RA* 位点的超级增强子上观察到明显的 H3K27 峰。

26. miRNAs 与 SLE

miRNAs 是一类由内源基因编码的长度约为 22 个核苷酸的非编码单链 RNA 分子，它们在动植物中参与转录后基因表达调控。miRNAs 通过与 3′ 端非翻译区（UTR）的目的基因信使 RNA（mRNA）结合，引起 mRNA 的剪切、翻译抑制等（图 10）。已经超过 2000 种 miRNA 在人类 miRNA 数据库中注册，大概有 1000 种 miRNA 调控了 1/3 的转录，参与了细胞分化、细胞周期、凋亡和免疫反应。基于这些功能，不难理解 miRNAs 在天然免疫和获得性免疫系统中起到重要的作用，并参与了 SLE 的发病机制。最近的研究发现，异常的 miRNAs 在 SLE 不同的

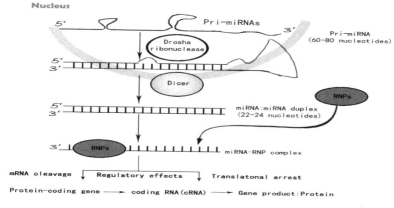

图 10　miRNAs 对基因表达的调控（图片引自 87 页参考文献 193，彩图见彩插 10）

细胞和组织中表达，并可能参与了 SLE 的发病机制，使其可能作为诊断和预后预测的标志物，及治疗的潜在靶点和途径。

（1）T 细胞中的 miRNAs 与 SLE：众所周知，miRNAs 可以与很多不同的靶点结合，但是调控同一个基因的表达。虽然众多 miRNAs 被发现在 SLE T 细胞中异常表达，但是为数不多的 miRNA 调控了 SLE 相关基因的表达，如 IL-10、IL-17 和 DNMT1。例如，miR-21、miR-126 和 miR-148a 在 SLE T 细胞中降低表达并靶向作用于 DNMT1。有趣的是，抑制 miR-21、miR-29b 和 miR-148a 在 SLE 患者 T 细胞的表达可以某种程度上反转其病理性表型，说明其在 SLE 发病机制中的作用。另外，miR-21 可以通过抑制 PDCD4 的表达增加细胞增殖及 CD40L 和 IL-10 在 SLET 细胞中的表达。再者，miR-142 和 miR-31 可分别通过抑制 IL-4、IL-10、CD40L 和 ICOS 的表达及增加 IL-2 的分泌来调控 T 细胞功能。在我们早期关于 miR-146a 和 -241-3p/5p 研究的基础上发现，临床上用于治疗 SLE 的霉酚酸酯（mycophenolate mofetil，MMF）可以通过调控 miR-146a 和 -241-3p/5p 的表达来降低 T 细胞自身反应性，进一步证实了 miRNAs 与 SLE 的关系。

（2）B 细胞的 miRNAs 与 SLE：关于狼疮 B 细胞中 miRNAs 的研究相对较少。miR-30a 在 SLEB 细胞中高表达，并与 B 细胞活化抑制调节子 Lny 的表达呈负相关。miR-155 和 miR-181b 被报道是活化诱导的胞嘧啶脱氨酶（activation induced cytidine deaminase，AID）的负性调节子，而 AID 调节 B 细胞抗体的多样性。在 IFN 诱导的狼疮小鼠的调节性 B 细胞中，miR-15a 与抗

dsDNA 抗体水平呈正相关。在我们最近的一项研究中发现 SLE 患者 B 细胞中 miR-1246 特异性调控 EBF1 的表达，从而调控 B 细胞的活化和功能。

（3）DC 的 miRNAs 与 SLE：前面已经提到了 DC 在 SLE 发病机制中的重要作用，而 pDC 是 SLE 标志性的细胞因子 IFN-α 的主要来源。最近的研究发现，DC 中 miR-146a 与 STAT1 呈正相关，而 STAT1 参与 I 型 IFN 通路以及其单核苷酸多态性的研究证实了其在 SLE 中的重要作用。miR-155 和其他 miRNAs 在正常 pDCs 中调控其凋亡和细胞因子的分泌，在最近研究中也发现 miR-155 在狼疮小鼠模型中调控了 pDCs 的功能。

（4）循环中的 miRNAs 与 SLE：在循环中已经有众多 miRNAs 被证实与 SLE 呈相关性并作为其潜在的生物标志物。其中，miR-146a 和 miR-155 作为生物学标志物最先在 SLE 患者血清中被报道。在后续研究中发现，血清中的 miR-200a、miR-200b、miR-200c、miR-429、miR-205、miR-192、miR-126、miR-16、miR-451、miR-223、miR-21 和 miR-125a-3p 在 SLE 患者血清中异常表达，并与疾病活动性相关。有趣的是，miR-126 被发现能够通过靶向作用于调控 SLE T 细胞的 DNA 甲基化状态，这与 SLE T 细胞中由 miRNAs 介导的 DNA 低甲基化而过活化的理论相一致。

在 SLE 中异常表达的 miRNAs 见表 3，这些 miRNAs 的上游和下游调控通路还不清楚。类似于 DNA 甲基化，环境和性激素被认为在 SLE 中调控了 miRNAs 的表达。例如，空气污染（特别是富含金属颗粒的）能够升高 miR-21 的表达，而 miR-21 被证明在 SLE 患者中高表达并与 SLEDAI 呈正相关。另外，雄性激素能降低脾细胞中 miR-146a 的表达。一般而言，miRNAs 不会单独发挥作用，其通过 DNA 甲基化或者组蛋白修饰等共同发挥调控作用。

表3　SLE 中异常表达的 miRNAs

来源	miRNAs	表达变化
PBMCs	miR-21，miR-25，miR-146b，miR-155，miR-371-5p，miR-423-5p，miR-638，miR-663，miR-142-3p，miR-342 miR-299-3p，miR198	升高
	miR-125b，miR-342-3p，miR-146a，miR-196，miR-17-5p，miR-409-3p	降低
T 细胞	miR-224，miR-126，miR-21，miR-148a，miR-29b，miR-31	升高
	miR-145	降低
B 细胞	miR-1246，miR-15a	升高
	miR-30a，miR-155，miR181b	降低
DCs	miR-146a	升高
循环中	miR-142-3p，miR181a，miR-126，miR-16，miR-451，miR-223，miR-21	升高
	miR-146a，miR-155，miR-200a/b/c，miR-429，miR205，miR-192，miR-17，miR-20a	降低

（吴海竞　整理）

环境因素与 SLE

越来越多的研究表明，除了易感基因以外，外在环境因素（UV、感染、饮食、化学因素、药物以及吸烟等）和内在环境因素（性激素、炎症反应、氧化应激和肠道微生物等）可能通过表观遗传学修饰而成为 SLE 发病的诱因。本部分将从以上几个方面阐述环境因素与 SLE 发病机制之间的关系。

27. EB 病毒感染与 SLE

很多感染类型，如病毒、细菌和寄生虫等，都被认为是很多自身免疫性疾病发生的诱因，其中就包括 SLE。而在众多感染类型中与 SLE 关系最为密切的就是 EB 病毒（EBV）感染。

流行病学调查结果及最近的研究结果显示，EBV 感染与 SLE 具有相关性。传染性单核细胞增多症与活动性 SLE 具有相同的临床表型，并造成 ANA 阳性和狼疮相关自身抗体分泌，如抗 Sm 抗体。其中，SLE 中的自身抗体抗 Ro 抗体与 EBV 核抗原 1（EBNA1）有交叉反应，被认为可能与 SLE 发生初期有关。

这些能与 EBV 蛋白发生交叉反应的自身抗体在 SLE 有表型发生之前就可能出现，而这种假设是基于狼疮相关的自身抗原的分子模拟。

虽然 EBV 感染更容易发生在成年人，但是成年和未成年 SLE 患者都有具有 EBV 分子和抗体的标志物。例如，在一项 Meta 研究中发现 SLE 易发于血清中含有抗 EBV 抗体的人群，并且更多见于抗病毒衣壳蛋白抗原（anti-viral capsid antigen，VCA）阳性人群，而不是抗 -EBNA1 阳性的人群。

此外，还可能与 SLE 发病有关的感染包括：细小病毒 B19、丙型肝炎病毒、乙型肝炎病毒、反转录病毒、细菌感染和支原体感染。

28. 紫外线也是促使 SLE 患者发病和病情加重的环境因素之一

SLE 患者因为接受日光照射而激发或者病情加重者高达 60%，其机制可能为 UV 诱导 DNA 低甲基化。我们前期研究发现 UV 诱导 DNA 低甲基化主要通过生长停滞与 Gadd45α 介导。Gadd45α 在促进 DNA 修复过程中可通过去除 DNA 的甲基化标记而诱导基因调控序列的低甲基化。在体外试验中，UV 能诱导 Jurkat 细胞和 CD4$^+$ T 细胞 Gadd45α 表达上调，同时甲基化敏感基因 *CD11a*、*CD70* 的 mRNA 水平升高，而基因组 DNA 呈现低甲基化状态。以上结果表明，UV 在 SLE 发病过程中的机制可能为：UV 照射诱导 DNA 损伤，导致 Gadd45α 过度表达，然后核蛋白 Gadd45α 抑制 T 细胞基因调控序列甲基化，进而促使 T 细胞甲基化敏感基因过度表达、T 细胞自身反应性增加，并辅助 B 细胞产生大量抗体，从而促使 SLE 发病或病情加重。

另外，比较经典的理论为 UVB 诱导细胞凋亡，促进 IFN-α 分泌等（详见前文 "SLE 发病的免疫学机制" 部分内容）。

29. 饮食与 SLE 的关系还有待进一步研究

饮食与 SLE 发生发展的关系至今还没有一个非常明确的结论。研究发现，高糖类的摄入和 SLE 疾病活动性呈负相关，而 omega3 脂肪酸、维生素 B_6、膳食纤维的摄入与 SLE 的疾病活动性呈正相关。研究发现增加维生素 D 的摄入可以预防多发性硬化（multiple sclerosis，MS）在内的多种自身免疫性疾病的发生，但在后续的 SLE 流行病学研究中却发现维生素 D 的摄入对 SLE 发病没有明显影响。近年来，高盐饮食对病理性免疫反应的促进作用引起了科学界高度关注。研究发现，高盐饮食与 MS 和 RA 的疾病活动度呈正相关。高盐环境可以激活 p38/MAPK 通路，促进 Th17 细胞和巨噬细胞的增加及下游炎症因子粒细胞巨噬细胞集落刺激因子（granulocyte macrophage colony factor，GM-CSF）、TNF-α 和 IL-2 的释放，对 MS 经典动物模型实验性自身免疫性脑脊髓膜炎（experimental autoimmune encephalomyelitis，EAE）的发生起着促进作用。此外，高浓度氯化钠还可以抑制 $Foxp3^+$ Treg 细胞，促进 IFN-γ 分泌，增加炎症反应。同时，我们前期研究中发现高盐环境可以升高正常人外周血 PBMC 及 $CD4^+$ T 细胞中的

Tfh 细胞比例，诱导病理性 Tfh 细胞的活化分化，增加狼疮鼠疾病活动性及自身抗体的分泌。而高盐促进 Tfh 细胞分化的作用是通过促进 T 细胞 DNA 低甲基化完成的。因此，饮食与 SLE 的关系还有待进一步研究。

30. 化学物质、吸烟也是与 SLE 相关的重要危险因素

在工农业生产中，化学物质的接触是难以避免的。越来越多的文献报道，某些化学物质如肼、联氨、柠檬黄、酒石黄、染发剂、氯化汞、金化合物、二氧化硅、镉和曙红等都与 SLE 的发生存在相关性。这些化学物质主要来源于橡胶、染料、胶片、除草剂、杀虫剂、防腐剂和某些药物。二氧化硅能促进 IL-1 和 TNF-α 的分泌，并与 SLE 发病有很强的相关性。另外，吸烟也是环境因素中与 SLE 相关的一个重要因素。烟草中含有数百种潜在的有毒成分，包括焦油、尼古丁、一氧化碳和多环芳烃等。这些物质可能活化肺泡中的巨噬细胞，增加过氧化氢酶的活性及氧自由基的产生。据流行病学调查研究发现，SLE 患者中吸烟者病情发展较不吸烟者增加，并且在 Meta 分析中发现，正在吸烟与有吸烟史比较为更强的危险因素。值得注意的是，染发剂与 SLE 的发生也有一定的关联。染发剂中的芳香胺可以通过头皮吸收。尽管发生率很低，但还是有一些 SLE 患者的发病被认为与新近的染发有关。

31. 药物诱导 LE 的发生已是公认的事实

药物诱导 LE 的发生已经是不争的事实。目前被报道与 SLE 发病相关的药物多达 80 多种。一些学者把它们分为四大类：①确定可以引起 LE 的药物；②可能引起 LE 的药物；③被推荐引起 LE 的药物；④最近被报道引起 LE 的药物。其中，最为经典的药物为肼屈嗪和普鲁卡因胺。早期实验发现，这两个药物处理人或动物的 $CD4^+$ T 细胞后，T 细胞表现为 DNA 低甲基化和过度活跃状态。将这些过度活化的 T 细胞转移至同种属的健康小鼠后可诱发狼疮样表型。另外，氢氯噻嗪、特比萘芬、钙通道阻滞药等可引起 SCLE。在氟尿嘧啶及其衍生物引发的药疹中表现为 DLE 的占 10%，其机制可能为氟尿嘧啶及其衍生物损害基底层细胞后，增加了其对 UV 的敏感性，从而引起基底细胞液化变性和片状淋巴细胞浸润。而多数药物引起 LE 的机制并不明确，有待进一步研究。

32. 性激素在 SLE 发生发展中可能起到非常重要的作用

SLE 发病以女性为主，而中青年女性的发病率显著高于青春期前和绝经后的女性，并且部分患者在妊娠期可出现病情加重而绝经后缓解的现象，提示性激素在 SLE 发生发展中可能起到非常重要的作用。性激素主要由性腺产生和分泌，包括卵巢分泌的雌激素、孕激素以及睾丸分泌的以睾丸酮为主的雄激素。性激素可以直接作用于多种免疫细胞，从而参与免疫系统的调节作用。

大量临床观察结果显示，雌激素水平的升高与 SLE 的发生、发展有着密切联系。雌激素水平升高和雄激素水平降低在 SLE 发病机制中的作用经过一系列动物体内实验得到了证实。例如，持续高水平的雌二醇可以加速 MRL/lpr 小鼠的发病进程，并且缩短其寿命。而在 NZB/W F1 小鼠中，雄性小鼠自发产生自身抗体的时间和 LN 的发病时间明显晚于雌性小鼠，并且肾损害轻于雌性小鼠。当雄性小鼠摘除睾丸后，其发病时间显著提前至与雌性小鼠相当，且肾损害程度和死亡率较对照雄性小鼠严重。在雌性小鼠中做该实验则得到相反的结果。此外，雌二醇还可以诱导无自身免疫性疾病的小鼠产生狼疮样表型，并产生抗 dsDNA 抗体。以上证据皆表明雄性激素对 SLE 的发生和发展具有保护性作用，而雌性激素则可以促进 SLE 的发生和发展进程。

雌激素可能通过活化 T 细胞以及刺激 B 细胞分泌抗体来参与 SLE 的发生发展。研究发现，T 细胞和 B 细胞上表达雌激素受体。用雌二醇处理正常人 PBMCs 细胞，可以促进 IgG 和 IgM 分泌，其中包括抗 dsDNA 抗体。同时，雌二醇可以增强 T 细胞活性、增加 IL-10 分泌，后者与 SLE 的发生发展关系密切。再者，有研究发现雌二醇可以升高 T 细胞磷酸酶的表达，进而促进与 SLE 发病相关的 CD40L 的表达。另外，雌激素与受体结合后，可能通过激活 FasL 的表达诱导凋亡。在 FasL 启动子区域包含一个雌激素反应元件，与雌激素 - 雌激素受体复合物结合，激活 FasL 基因的表达，从而促进细胞凋亡。

33. 肠道微生态失调与 SLE 的因果关系还需进一步的研究证明

人体的微生态系统由人体内寄居的微生物及其微环境构成，其组成和多样性被破坏会导致微生态失调。肠道微生态是人体微生态系统最关键的组成部分，直接参与黏膜免疫和膳食营养，对维持消化、代谢内分泌系统的正常功能至关重要。肠道微生态与SLE 的关系并不像与其他自身免疫性疾病的关系那么明确。最近才有研究发现，肠道微生态的紊乱可能与 SLE 的发病抑制有关。最近一项研究鉴定出一个以低比例 *Firmicutes/Bacteroidetes* 为特征的 SLE 相关的肠道微生态失调。并且，体外培养 SLE 患者的粪便发现免疫系统可能会因为要对抗相应的肠道细菌而从 Treg 向 Th17 细胞过度转化和活化。而这样的免疫反应可以通过引入其他细菌种属而诱导重建一个抑制性反应。同样，研究发现在狼疮 SNF1 小鼠模型中低表达 *Firmicutes* 会加速疾病进程，并伴有局部 Th17 反应增加和循环中抗 dsDNA 抗体、抗 histone 抗体增加。另外一项研究发现，在年轻的 MRL/lpr 雌性小鼠中 *Lactobacilli* 表达显著降低而 *Clostridiaceae* 表达显著升高。用口服维甲酸和重塑 *Lactobacilli* 可以缓解病情。然而，肠道微生态失调是 SLE 的因还是果，还存在争议，需要进一步的研究来证明这些问题。

参考文献

1. Gatto M, Zen M, Ghirardello A, et al. Emerging and critical issues in the pathogenesis of lupus. Autoimmun Rev, 2013, 12 (4): 523-536.

2. Colonna L, Lood C, Elkon KB. Beyond apoptosis in lupus. Curr Opin Rheumatol, 2014, 26 (5): 459-466.

3. Bouts YM, Wolthuis DF, Dirkx MF, et al. Apoptosis and NET formation in the pathogenesis of SLE. Autoimmunity, 2012, 45 (8): 597-601.

4. Saenz-Corral CI, Vega-Memije ME, Martinez-Luna E, et al. Apoptosis in chronic cutaneous lupus erythematosus, discoid lupus, and lupus profundus. Int J Clin Exp Pathol, 2015, 8 (6): 7260-7265.

5. Souliotis VL, Sfikakis PP. Increased DNA double-strand breaks and enhanced apoptosis in patients with lupus nephritis. Lupus, 2015, 24 (8): 804-815.

6. Yang X, Sun B, Wang H, et al. Increased serum IL-10 in lupus patients promotes apoptosis of T cell subsets via the caspase 8 pathway initiated by Fas signaling. J Biomed Res, 2015, 29 (3): 232-240.

7. Fransen JH, van der Vlag J, Ruben J, et al. The role of dendritic cells in the pathogenesis of systemic lupus erythematosus. Arthritis Res Ther, 2010, 12 (2): 207.

8. Yu SL, Kuan WP, Wong CK, et al. Immunopathological roles of cytokines, chemokines, signaling molecules, and pattern-recognition receptors in systemic lupus erythematosus. Clin Dev Immunol, 2012, 2012 (5): 715190.

9. Kaplan MJ. Neutrophils in the pathogenesis and manifestations of SLE. Nat Rev Rheumatol, 2011, 7 (12): 691-699.

10. Garcia-Romo GS, Caielli S, Vega B, et al. Netting neutrophils are major

inducers of type Ⅰ IFN production in pediatric systemic lupus erythematosus. Sci Transl Med, 2011, 3（73）: 73ra20.

11. Villanueva E, Yalavarthi S, Berthier CC, et al. Netting neutrophils induce endothelial damage, infiltrate tissues, and expose immunostimulatory molecules in systemic lupus erythematosus. J Immunol, 2011, 187（1）: 538-552.

12. Leffler J, Martin M, Gullstrand B, et al. Neutrophil extracellular traps that are not degraded in systemic lupus erythematosus activate complement exacerbating the disease. J Immunol, 2012, 188（7）: 3522-3531.

13. Hakkim A, Furnrohr BG, Amann K, et al. Impairment of neutrophil extracellular trap degradation is associated with lupus nephritis. Proc Natl Acad Sci USA, 2010, 107（21）: 9813-9818.

14. Douda DN, Yip L, Khan MA, et al.Akt is essential to induce NADPH-dependent NETosis and to switch the neutrophil death to apoptosis. Blood,2014,123(4): 597-600.

15. Lopez P, Alonso-Perez E, Rodriguez-Carrio J, et al.Influence of Atg5 mutation in SLE depends on functional IL-10 genotype. PLoS One, 2013, 8（10）: e78756.

16. Dang J, Li J, Xin Q, et al. Gene-gene interaction of ATG5, ATG7, BLK and BANK1 in systemic lupus erythematosus. Int J Rheum Dis, 2016, 19（12）: 1284-1293.

17. Zhang YM, Cheng FJ, Zhou XJ, et al. Rare variants of ATG5 are likely to be associated with Chinese patients with systemic lupus erythematosus. Medicine (Baltimore), 2015, 94（22）: e939.

18. Henault J，Martinez J，Riggs JM，et al. Noncanonical autophagy is required for type Ⅰ interferon secretion in response to DNA-immune complexes. Immunity，2012，37（6）：986-997.

19. Clarke AJ，Ellinghaus U，Cortini A，et al. Autophagy is activated in systemic lupus erythematosus and required for plasmablast development. Ann Rheum Dis，2015，74（5）：912-920.

20. Kruse K，Janko C，Urbonaviciute V，et al. Inefficient clearance of dying cells in patients with SLE：anti-dsDNA autoantibodies，MFG-E8，HMGB-1 and other players.Apoptosis，2010，15（9）：1098-1113.

21. Li X，Yue Y，Zhu Y，et al.Extracellular，but not intracellular HMGB1，facilitates self-DNA induced macrophage activation via promoting DNA accumulation in endosomes and contributes to the pathogenesis of lupus nephritis. Mol Immunol，2015，65（1）：177-188.

22. 22.Lu M，Yu S，Xu W，et al.HMGB1 promotes systemic lupus erythematosus by enhancing macrophage inflammatory response. J Immunol Res，2015，2015：946748.

23. Radic M，Herrmann M，van der Vlag J，et al.Regulatory and pathogenetic mechanisms of autoantibodies in SLE. Autoimmunity，2011，44（5）：349-356.

24. Gravano DM，Hoyer KK. Promotion and prevention of autoimmune disease by CD8[+]T cells. J Autoimmun，2013，45（3）：68-79.

25. Kis-Toth K，Comte D，Karampetsou MP，et al. Selective loss of signaling lymphocytic activation molecule family member 4-positive CD8[+] T cells contributes to the decreased cytotoxic cell activity in systemic lupus erythematosus. Arthritis

Rheumatol, 2016, 68 (1): 164-173.

26. Larsen M, Sauce D, Deback C, et al. Exhausted cytotoxic control of Epstein-Barr virus in human lupus. PLoS Pathog, 2011, 7 (10): e1002328.

27. McKinney EF, Lee JC, Jayne DR, et al. T-cell exhaustion, co-stimulation and clinical outcome in autoimmunity and infection. Nature, 2015, 523 (7562): 612-616.

28. Rodriguez-Rodriguez N, Apostolidis SA, Penaloza-MacMaster P, et al. Programmed cell death 1 and Helios distinguish TCR-αβ⁺ double-negative (CD4⁻CD8⁻) T cells that derive from self-reactive CD8 T cells. J Immunol, 2015, 194 (9): 4207-4214.

29. Voelkl S, Gary R, Mackensen A. Characterization of the immunoregulatory function of human TCR-αβ⁺ CD4⁻ CD8⁻ double-negative T cells. Eur J Immunol, 2011, 41 (3): 739-748.

30. Lai ZW, Borsuk R, Shadakshari A, et al. Mechanistic target of rapamycin activation triggers IL-4 production and necrotic death of double-negative T cells in patients with systemic lupus erythematosus. J Immunol, 2013, 191 (5): 2236-2246.

31. Koga T, Hedrich CM, Mizui M, et al. CaMK4-dependent activation of AKT/mTOR and CREM-α underlies autoimmunity-associated Th17 imbalance. J Clin Invest, 2014, 124 (5): 2234-2245.

32. Talaat RM, Mohamed SF, Bassyouni IH, et al. Th1/Th2/Th17/Treg cytokine imbalance in systemic lupus erythematosus (SLE) patients: correlation with disease activity. Cytokine, 2015, 72 (2): 146-153.

33. Choi JY, Ho JH, Pasoto SG, et al. Circulating follicular helper-like T cells in

systemic lupus erythematosus：association with disease activity. Arthritis Rheumatol，2015，67（4）：988-999.

34. Wang L，Zhao P，Ma L，et al. Increased interleukin 21 and follicular helper T-like cells and reduced interleukin 10[+] B cells in patients with new-onset systemic lupus erythematosus. J Rheumatol，2014，41（9）：1781-1792.

35. Zhang X，Lindwall E，Gauthier C，et al. Circulating CXCR5[+]CD4[+]helper T cells in systemic lupus erythematosus patients share phenotypic properties with germinal center follicular helper T cells and promote antibody production. Lupus，2015，24（9）：909-917.

36. Koga T，Ichinose K，Tsokos GC. T cells and IL-17 in lupus nephritis. Clin Immunol，2016，S1521-6616（16）：30069.

37. Chauhan AK，Moore TL，Bi Y，et al.Fc γRⅢa-Syk co-signal modulates CD4[+] T-cell response and up-regulates toll-like receptor（TLR） expression. J Biol Chem，2016，291（3）：1368-1386.

38. Liu Y，Liao J，Zhao M，et al. Increased expression of TLR2 in CD4[+] T cells from SLE patients enhances immune reactivity and promotes IL-17 expression through histone modifications. Eur J Immunol，2015，45（9）：2683-2693.

39. O'Gorman WE，Hsieh EW，Savig ES，et al. Single-cell systems-level analysis of human Toll-like receptor activation defines a chemokine signature in patients with systemic lupus erythematosus. J Allergy Clin Immunol，2015，136（5）：1326-1336.

40. Sunahori K，Nagpal K，Hedrich CM，et al. The catalytic subunit of protein phosphatase 2A （PP2Ac） promotes DNA hypomethylation by suppressing the phosphorylated mitogen-activated protein kinase/extracellular signal-regulated kinase

(ERK) kinase (MEK) /phosphorylated ERK/DNMT1 protein pathway in T-cells from controls and systemic lupus erythematosus patients. J Biol Chem, 2013, 288 (30): 21936-21944.

41. Apostolidis SA, Rauen T, Hedrich CM, et al. Protein phosphatase 2A enables expression of interleukin 17 (IL-17) through chromatin remodeling. J Biol Chem 2013, 288 (37): 26775-26784.

42. Isgro J, Gupta S, Jacek E, et al. Enhanced rho-associated protein kinase activation in patients with systemic lupus erythematosus. Arthritis Rheum, 2013, 65 (6): 1592-1602.

43. Koga T, Otomo K, Mizui M, et al. Calcium/calmodulin-dependent kinase IV facilitates the recruitment of interleukin-17-producing cells to target organs through the CCR6/CCL20 axis in Th17 cell-driven inflammatory diseases. Arthritis Rheumatol, 2016, 68 (8): 1981-1988.

44. Detanico T, St Clair JB, Aviszus K, et al. Somatic mutagenesis in autoimmunity. Autoimmunity, 2013, 46 (2): 102-114.

45. Liarski VM, Kaverina N, Chang A, et al. Cell distance mapping identifies functional T follicular helper cells in inflamed human renal tissue. Sci Transl Med, 2014, 6 (230): 230ra46.

46. Jacquemin C, Schmitt N, Contin-Bordes C, et al. OX40 ligand contributes to human lupus pathogenesis by promoting T follicular helper response. Immunity, 2015, 42 (6): 1159-1170.

47. Eto D, Lao C, DiToro D, et al. IL-21 and IL-6 are critical for different aspects of B cell immunity and redundantly induce optimal follicular helper CD4 T cell (Tfh)

differentiation. PLoS One, 2011, 6 (3): e17739.

48. Oestreich KJ, Mohn SE, Weinmann AS. Molecular mechanisms that control the expression and activity of Bcl-6 in TH1 cells to regulate flexibility with a TFH-like gene profile. Nat Immunol, 2012, 13 (4): 405-411.

49. Ray JP, Marshall HD, Laidlaw BJ, et al. Transcription factor STAT3 and type I interferons are corepressive insulators for differentiation of follicular helper and T helper 1 cells. Immunity, 2014, 40 (3): 367-377.

50. Ohl K, Tenbrock K. Inflammatory cytokines in systemic lupus erythematosus. J Biomed Biotechnol, 2011, 2011: 432595.

51. Peterson RA. Regulatory T-cells: diverse phenotypes integral to immune homeostasis and suppression. Toxicol Pathol, 2012, 40 (2): 186-204.

52. Ohl K, Tenbrock K. Regulatory T cells in systemic lupus erythematosus. Eur J Immunol, 2015, 45 (2): 344-355.

53. Kato H, Perl A. Mechanistic target of rapamycin complex 1 expands Th17 and IL-4$^+$ CD4$^-$ CD8$^-$ double-negative T cells and contracts regulatory T cells in systemic lupus erythematosus. J Immunol, 2014, 192 (9): 4134-4144.

54. Koga T, Ichinose K, Mizui M, et al. Calcium/calmodulin-dependent protein kinase IV suppresses IL-2 production and regulatory T cell activity in lupus. J Immunol, 2012, 189 (7): 3490-3496.

55. Koga T, Mizui M, Yoshida N, et al. KN-93, an inhibitor of calcium/calmodulin-dependent protein kinase IV, promotes generation and function of Foxp3$^+$ regulatory T cells in MRL/lpr mice. Autoimmunity, 2014, 47 (7): 445-450.

56. Mizui M, Koga T, Lieberman LA, et al. IL-2 protects lupus-prone mice from

中国医学临床百家

multiple end-organ damage by limiting CD4⁻ CD8⁻ IL-17-producing T cells. J Immunol, 2014, 193 (5) : 2168-2177.

57. Humrich JY, von Spee-Mayer C, Siegert E, et al. Rapid induction of clinical remission by low-dose interleukin-2 in a patient with refractory SLE. Ann Rheum Dis, 2015, 74 (4) : 791-792.

58. von Spee-Mayer C, Siegert E, Abdirama D, et al. Low-dose interleukin-2 selectively corrects regulatory T cell defects in patients with systemic lupus erythematosus. Ann Rheum Dis, 2016, 75 (7) : 1407-1415.

59. He J, Zhang X, Wei Y, et al. Low-dose interleukin-2 treatment selectively modulates CD4$^+$ T cell subsets in patients with systemic lupus erythematosus. Nat Med, 2016, 22 (9) : 991-993.

60. Banica LM, Besliu AN, Pistol GC, et al. Dysregulation of anergy-related factors involved in regulatory T cells defects in systemic lupus erythematosus patients: rapamycin and vitamin D efficacy in restoring regulatory T cells. Int J Rheum Dis, 2014.

61. Lai ZW, Hanczko R, Bonilla E, et al. N-acetylcysteine reduces disease activity by blocking mammalian target of rapamycin in T cells from systemic lupus erythematosus patients: a randomized, double-blind, placebo-controlled trial. Arthritis Rheum, 2012, 64 (9) : 2937-2946.

62. Dinesh RK, Skaggs BJ, La Cava A, et al. CD8$^+$ Tregs in lupus, autoimmunity, and beyond. Autoimmun Rev, 2010, 9 (8) : 560-568.

63. Kim HJ, Verbinnen B, Tang X, et al. Inhibition of follicular T-helper cells by CD8$^+$regulatory T cells is essential for self tolerance. Nature, 2010, 467 (7313) : 328-332.

64. Tsai YG, Lee CY, Lin TY, et al. CD8[+] Treg cells associated with decreasing disease activity after intravenous methylprednisolone pulse therapy in lupus nephritis with heavy proteinuria. PLoS One, 2014, 9 (1): e81344.

65. Jucaud V, Ravindranath MH, Terasaki PI, et al. Serum antibodies to human leucocyte antigen (HLA) -E, HLA-F and HLA-G in patients with systemic lupus erythematosus (SLE) during disease flares: Clinical relevance of HLA-F autoantibodies. Clin Exp Immunol, 2016, 183 (3): 326-340.

66. Dorner T, Jacobi AM, Lee J, et al. Abnormalities of B cell subsets in patients with systemic lupus erythematosus. J Immunol Methods, 2011, 363 (2): 187-197.

67. Nashi E, Wang Y, Diamond B. The role of B cells in lupus pathogenesis. Int J Biochem Cell Biol, 2010, 42 (4): 543-550.

68. Rhee I, Veillette A. Protein tyrosine phosphatases in lymphocyte activation and autoimmunity. Nat Immunol, 2012, 13 (5): 439-447.

69. Salazar-Camarena DC, Ortiz-Lazareno PC, Cruz A, et al. Association of BAFF, APRIL serum levels, BAFF-R, TACI and BCMA expression on peripheral B-cell subsets with clinical manifestations in systemic lupus erythematosus. Lupus, 2016, 25 (6): 582-592.

70. Vincent FB, Morand EF, Schneider P, et al. The BAFF/APRIL system in SLE pathogenesis. Nat Rev Rheumatol, 2014, 10 (6): 365-373.

71. Rekvig OP, Putterman C, Casu C, et al. Autoantibodies in lupus: culprits or passive bystanders? Autoimmun Rev, 2012, 11 (8): 596-603.

72. Doria A, Zen M, Canova M, et al. SLE diagnosis and treatment: when early is early. Autoimmun Rev, 2010, 10 (1): 55-60.

73. Pisetsky DS. Antinuclear antibodies in rheumatic disease: a proposal for a function-based classification. Scand J Immunol, 2012, 76 (3): 223-228.

74. Pickering MC, Botto M. Are anti-C1q antibodies different from other SLE autoantibodies? Nat Rev Rheumatol, 2010, 6 (8): 490-493.

75. Hanly JG, Urowitz MB, Su L, et al. Autoantibodies as biomarkers for the prediction of neuropsychiatric events in systemic lupus erythematosus. Ann Rheum Dis, 2011, 70 (10): 1726-1732.

76. Elkon KB, Wiedeman A. Type I IFN system in the development and manifestations of SLE. Curr Opin Rheumatol, 2012, 24 (5): 499-505.

77. Nie YJ, Mok MY, Chan GC, et al. Phenotypic and functional abnormalities of bone marrow-derived dendritic cells in systemic lupus erythematosus. Arthritis Res Ther, 2010, 12 (3): R91.

78. Crispin JC, Vargas-Rojas MI, Monsivais-Urenda A, et al. Phenotype and function of dendritic cells of patients with systemic lupus erythematosus. Clin Immunol, 2012, 143 (1): 45-50.

79. Chen M, Daha MR, Kallenberg CG. The complement system in systemic autoimmune disease. J Autoimmun, 2010, 34 (3): J276-286.

80. Buyon J, Furie R, Putterman C, et al. Reduction in erythrocyte-bound complement activation products and titres of anti-C1q antibodies associate with clinical improvement in systemic lupus erythematosus. Lupus Sci Med, 2016, 3 (1): e000165.

81. Thanei S, Trendelenburg M. Anti-C1q autoantibodies from patients with systemic lupus erythematosus induce C1q production by macrophages. J Leukoc Biol,

2017, 101 (2)：481-491.

82. Stegert M, Bock M, Trendelenburg M. Clinical presentation of human C1q deficiency：how much of a lupus? Mol Immunol, 2015, 67 (1)：3-11.

83. Yang W, Shen N, Ye DQ, et al. Genome-wide association study in Asian populations identifies variants in ETS1 and WDFY4 associated with systemic lupus erythematosus. PLoS Genet, 2010, 6 (2)：e1000841.

84. Shipman L. Systemic lupus erythematosus：new GWAS loci and insights into ancestry. Nat Rev Rheumatol, 2016, 12 (9)：499.

85. Delgado-Vega A, Sánchez E, Löfgren S, et al.Recent findings on genetics of systemic autoimmune diseases. Curr Opin Immunol, 2010, 22 (6)：698-705.

86. Zhang Y, Zhang J, Yang J, et al. Meta-analysis of GWAS on two Chinese populations followed by replication identifies novel genetic variants on the X chromosome associated with systemic lupus erythematosus. Hum Mol Genet, 2015, 24 (1)：274-284.

87. Niu Z, Zhang P, Tong Y. Value of HLA-DR genotype in systemic lupus erythematosus and lupus nephritis：a meta-analysis. Int J Rheum Dis, 2015, 18 (1)：17-28.

88. Taylor KE, Chung SA, Graham RR, et al. Risk alleles for systemic lupus erythematosus in a large case-control collection and associations with clinical subphenotypes. PLoS Genet, 2011, 7 (2)：e1001311.

89. Kim K, Bang SY, Yoo DH, et al. Imputing variants in HLA-DR β genes reveals that HLA-DRB1 is solely associated with rheumatoid arthritis and systemic lupus erythematosus. PLoS One, 2016, 11 (2)：e0150283.

90. Fu SM, Deshmukh US, Gaskin F. Pathogenesis of systemic lupus erythematosus revisited 2011：end organ resistance to damage, autoantibody initiation and diversification, and HLA-DR. J Autoimmun, 2011, 37 (2)：104-112.

91. Rönnblom L. The type Ⅰ interferon system in the etiopathogenesis of autoimmune diseases. Ups J Med Sci, 2011, 116 (4)：227-237.

92. Niewold TB, Clark DN, Salloum R, et al. Interferon alpha in systemic lupus erythematosus. J Biomed Biotechnol, 2010, 2010 (1)：948364.

93. Xu WD, Pan HF, Xu Y, et al. Interferon regulatory factor 5 and autoimmune lupus. Expert Rev Mol Med, 2013, 15 (34)：700-708.

94. Beltrán Ramírez O, Mendoza Rincón JF, Barbosa Cobos RE, et al. STAT4 confers risk for rheumatoid arthritis and systemic lupus erythematosus in Mexican patients. Immunol Lett, 2016, 175：40-43.

95. Lee YH, Lee HS, Choi SJ, et al. Associations between TLR polymorphisms and systemic lupus erythematosus：a systematic review and meta-analysis. Clin Exp Rheumatol, 2012, 30 (2)：262-265.

96. Machado-Contreras JR, Muñoz-Valle JF, Cruz A, et al. Distribution of PTPN22 polymorphisms in SLE from western Mexico：correlation with mRNA expression and disease activity. Clin Exp Med, 2016, 16 (3)：399-406.

97. Namjou B, Kim-Howard X, Sun C, et al. PTPN22 association in systemic lupus erythematosus (SLE) with respect to individual ancestry and clinical sub-phenotypes. PLoS One, 2013, 8 (8)：e69404.

98. Ostanek L, Ostanek-Pańka M, Bobrowska-Snarska D, et al. PTPN22 1858C > T gene polymorphism in patients with SLE：association with serological and clinical

results. Mol Biol Rep, 2014, 41 (9): 6195-6200.

99. Niederer HA, Clatworthy MR, Willcocks LC, et al. Fc γRⅡB, Fc γRⅢB, and systemic lupus erythematosus. Ann NY Acad Sci, 2010, 1183: 69-88.

100. Jeffries MA, Sawalha AH. Epigenetics in systemic lupus erythematosus: leading the way for specific therapeutic agents. Int J Clin Rheumtol, 2011, 6 (4): 423-439.

101. Abdel Galil SM, Ezzeldin N, El-Boshy ME. The role of serum IL-17 and IL-6 as biomarkers of disease activity and predictors of remission in patients with lupus nephritis. Cytokine, 2015, 76 (2): 280-287.

102. Germline editing: time for discussion. Nat Med, 2015, 21 (4): 295.

103. Ali I, Seker H. A comparative study for characterisation and prediction of tissue-specific DNA methylation of CpG islands in chromosomes 6, 20 and 22. Conf Proc IEEE Eng Med Biol Soc, 2010, 2010: 1832-1835.

104. Denis H, Ndlovu MN, Fuks F. Regulation of mammalian DNA methyltransferases: a route to new mechanisms. EMBO Rep, 2011, 12 (7): 647-656.

105. Ballestar E. Epigenetics lessons from twins: prospects for autoimmune disease. Clin Rev Allergy Immunol, 2010, 39 (1): 30-41.

106. Renauer P, Coit P, Jeffries MA, et al. DNA methylation patterns in naive CD4[+] T cells identify epigenetic susceptibility loci for malar rash and discoid rash in systemic lupus erythematosus. Lupus Sci Med, 2015, 2 (1): e000101.

107. Coit P, Renauer P, Jeffries MA, et al. Renal involvement in lupus is characterized by unique DNA methylation changes in naive CD4[+] T cells. J Autoimmun, 2015, 61: 29-35.

108. Liu X, Lu H, Chen T, et al. Genome-wide analysis identifies Bcl6-controlled regulatory networks during T follicular helper cell differentiation. Cell Rep, 2016, 14 (7): 1735-1747.

109. Gorelik GJ, Yarlagadda S, Patel DR, et al.Protein kinase Cδ oxidation contributes to ERK inactivation in lupus T cells. Arthritis Rheum, 2012, 64 (9): 2964-2974.

110. Somers EC, Richardson BC. Environmental exposures, epigenetic changes and the risk of lupus. Lupus, 2014, 23 (6): 568-576.

111. Strickland FM, Hewagama A, Wu A, et al. Diet influences expression of autoimmune-associated genes and disease severity by epigenetic mechanisms in a transgenic mouse model of lupus. Arthritis Rheum, 2013, 65 (7): 1872-1881.

112. Wu H, Huang X, Qiu H, et al. High salt promotes autoimmunity by TET2-induced DNA demethylation and driving the differentiation of Tfh cells. Sci Rep, 2016, 6: 28065.

113. Xu J, Zhang G, Cheng Y, et al. Hypomethylation of the HTR1A promoter region and high expression of HTR1A in the peripheral blood lymphocytes of patients with systemic lupus erythematosus. Lupus, 2011, 20 (7): 678-689.

114. Zhao M, Sun Y, Gao F, et al. Epigenetics and SLE: RFX1 downregulation causes CD11a and CD70 overexpression by altering epigenetic modifications in lupus CD4$^+$ T cells. J Autoimmun, 2010, 35 (1): 58-69.

115. Zhao M, Wu X, Zhang Q, et al. RFX1 regulates CD70 and CD11a expression in lupus T cells by recruiting the histone methyltransferase SUV39H1. Arthritis Res Ther, 2010, 12 (6): R227.

中国医学临床百家

116. Renaudineau Y, Youinou P. Epigenetics and autoimmunity, with special emphasis on methylation. Keio J Med, 2011, 60 (1): 10-16.

117. Li Y, Zhao M, Yin H, et al. Overexpression of the growth arrest and DNA damage-induced 45α gene contributes to autoimmunity by promoting DNA demethylation in lupus T cells. Arthritis Rheum, 2010, 62 (5): 1438-1447.

118. Li Y, Huang C, Zhao M, et al. A possible role of HMGB1 in DNA demethylation in CD4$^+$ T cells from patients with systemic lupus erythematosus. Clin Dev Immunol, 2013, 2013 (1): 206298.

119. Coit P, Jeffries M, Altorok N, et al. Genome-wide DNA methylation study suggests epigenetic accessibility and transcriptional poising of interferon-regulated genes in naive CD4$^+$ T cells from lupus patients. J Autoimmun, 2013, 43 (8): 78-84.

120. Zhao M, Zhou Y, Zhu B, et al. IFI44L promoter methylation as a blood biomarker for systemic lupus erythematosus. Ann Rheum Dis, 2016, 75 (11): 1998-2006.

121. Zhao M, Tang J, Gao F, et al. Hypomethylation of IL10 and IL13 promoters in CD4$^+$ T cells of patients with systemic lupus erythematosus. J Biomed Biotechnol, 2010, 2010 (1): 931018.

122. Pan W, Zhu S, Yuan M, et al. MicroRNA-21 and microRNA-148a contribute to DNA hypomethylation in lupus CD4$^+$ T cells by directly and indirectly targeting DNA methyltransferase 1. J Immunol, 2010, 184 (12): 6773-6781.

123. Pastor WA, Aravind L, Rao A. TETonic shift: biological roles of TET proteins in DNA demethylation and transcription. Nat Rev Mol Cell Biol, 2013, 14 (6): 341-356.

124. Gorelik G, Sawalha AH, Patel D, et al.T cell PKCδ kinase inactivation induces lupus-like autoimmunity in mice. Clin Immunol, 2015, 158 (2) : 193-203.

125. Truong TP, Sakata-Yanagimoto M, Yamada M, et al. Age-dependent decrease of DNA hydroxymethylation in human T cells. J Clin Exp Hematop, 2015, 55 (1) : 1-6.

126. Cheng Y, Xie N, Jin P, et al.DNA methylation and hydroxymethylation in stem cells. Cell Biochem Funct, 2015, 33 (4) : 161-173.

127. Tan L, Xiong L, Xu W, et al. Genome-wide comparison of DNA hydroxymethylation in mouse embryonic stem cells and neural progenitor cells by a new comparative hMeDIP-seq method. Nucleic Acids Res, 2013, 41 (7) : e84.

128. Ichiyama K, Chen T, Wang X, et al. The methylcytosine dioxygenase Tet2 promotes DNA demethylation and activation of cytokine gene expression in T cells. Immunity, 2015, 42 (4) : 613-626.

129. Zhao M, Wang J, Liao W, et al. Increased 5-hydroxymethylcytosine in CD4$^+$ T cells in systemic lupus erythematosus. J Autoimmun, 2016, 69: 64-73.

130. Fali T, Le Dantec C, Thabet Y, et al. DNA methylation modulates HRES1/ p28 expression in B cells from patients with Lupus. Autoimmunity, 2014, 47 (4) : 265-71.

131. Rothbart SB, Strahl BD. Interpreting the language of histone and DNA modifications. Biochim Biophys Acta, 2014, 1839 (8) : 627-643.

132. Peserico A, Simone C. Physical and functional HAT/HDAC interplay regulates protein acetylation balance. J Biomed Biotechnol, 2011, 2011 (1110-7243) : 371832.

133. Black JC, Van Rechem C, Whetstine JR. Histone lysine methylation

dynamics：establishment，regulation，and biological impact. Mol Cell, 2012, 48（4）：491-507.

134. Zhou Y，Qiu X，Luo Y，et al. Histone modifications and methyl-CpG-binding domain protein levels at the TNFSF7（CD70）promoter in SLE CD4$^+$ T cells. Lupus，2011，20（13）：1365-1371.

135. Hedrich CM，Tsokos GC. Epigenetic mechanisms in systemic lupus erythematosus and other autoimmune diseases. Trends Mol Med，2011，17（12）：714-724.

136. Dai Y，Zhang L，Hu C，et al. Genome-wide analysis of histone H3 lysine 4 trimethylation by ChIP-chip in peripheral blood mononuclear cells of systemic lupus erythematosus patients. Clin Exp Rheumatol，2010，28（2）：158-168.

137. Zhang Z，Song L，Maurer K，et al. Global H4 acetylation analysis by ChIP-chip in systemic lupus erythematosus monocytes. Genes Immun，2010，11（2）：124-133.

138. Hedrich CM，Rauen T，Apostolidis SA，et al. Stat3 promotes IL-10 expression in lupus T cells through trans-activation and chromatin remodeling. Proc Natl Acad Sci USA，2014，111（37）：13457-13462.

139. Javierre BM，Fernandez AF，Richter J，et al. Changes in the pattern of DNA methylation associate with twin discordance in systemic lupus erythematosus.Genome Res，2010，20（2）：170-179.

140. Farh KK，Marson A，Zhu J，et al. Genetic and epigenetic fine mapping of causal autoimmune disease variants. Nature，2015，518（7539）：337-343.

141. Fabian MR，Sonenberg N，Filipowicz W. Regulation of mRNA translation

and stability by microRNAs. Annu Rev Biochem, 2010, 79 (1): 351-379.

142. Inui M, Martello G, Piccolo S. MicroRNA control of signal transduction. Nat Rev Mol Cell Biol, 2010, 11 (4): 252-263.

143. O'Connell RM, Rao DS, Chaudhuri AA, et al.Physiological and pathological roles for microRNAs in the immune system. Nat Rev Immunol, 2010, 10 (2): 111-122.

144. Yan S, Yim LY, Lu L, et al.MicroRNA regulation in systemic lupus erythematosus pathogenesis. Immune Netw, 2014, 14 (3): 138-148.

145. Zhao S, Wang Y, Liang Y, et al. MicroRNA-126 regulates DNA methylation in CD4+ T cells and contributes to systemic lupus erythematosus by targeting DNA methyltransferase 1. Arthritis Rheum, 2011, 63 (5): 1376-1386.

146. Qin H, Zhu X, Liang J, et al. MicroRNA-29b contributes to DNA hypomethylation of CD4+ T cells in systemic lupus erythematosus by indirectly targeting DNA methyltransferase 1. J Dermatol Sci, 2013, 69 (1): 61-67.

147. Stagakis E, Bertsias G, Verginis P, et al. Identification of novel microRNA signatures linked to human lupus disease activity and pathogenesis: miR-21 regulates aberrant T cell responses through regulation of PDCD4 expression. Ann Rheum Dis, 2011, 70 (8): 1496-1506.

148. Ding S, Liang Y, Zhao M, et al. Decreased microRNA-142-3p/5p expression causes CD4+ T cell activation and B cell hyperstimulation in systemic lupus erythematosus. Arthritis Rheum, 2012, 64 (9): 2953-2963.

149. Fan W, Liang D, Tang Y, et al. Identification of microRNA-31 as a novel regulator contributing to impaired interleukin-2 production in T cells from patients with

systemic lupus erythematosus. Arthritis Rheum, 2012, 64 (11): 3715-3725.

150. Tang Q, Yang Y, Zhao M, et al. Mycophenolic acid upregulates miR-142-3P/5P and miR-146a in lupus CD4+ T cells. Lupus, 2015, 24 (9): 935-942.

151. Liu Y, Dong J, Mu R, et al. MicroRNA-30a promotes B cell hyperactivity in patients with systemic lupus erythematosus by direct interaction with Lyn. Arthritis Rheum, 2013, 65 (6): 1603-1611.

152. Yuan Y, Kasar S, Underbayev C, et al. Role of microRNA-15a in autoantibody production in interferon-augmented murine model of lupus. Mol Immunol, 2012, 52 (2): 61-70.

153. Luo S, Liu Y, Liang G, et al. The role of microRNA-1246 in the regulation of B cell activation and the pathogenesis of systemic lupus erythematosus. Clin Epigenetics, 2015, 7 (1): 24.

154. Dominguez-Gutierrez PR, Ceribelli A, Satoh M, et al. Positive correlation of STAT1 and miR-146a with anemia in patients with systemic lupus erythematosus. J Clin Immunol, 2014, 34 (2): 171-180.

155. Ji JD, Cha ES, Lee WJ. Association of miR-146a polymorphisms with systemic lupus erythematosus: a meta-analysis. Lupus, 2014, 23 (10): 1023-1030.

156. Zhou H, Huang X, Cui H, et al. MiR-155 and its star-form partner miR-155* cooperatively regulate type I interferon production by human plasmacytoid dendritic cells. Blood, 2010, 116 (26): 5885-5894.

157. Hong Y, Wu J, Zhao J, et al. MiR-29b and miR-29c are involved in Toll-like receptor control of glucocorticoid-induced apoptosis in human plasmacytoid dendritic cells. PLoS One, 2013, 8 (7): e69926.

158. Yan S, Yim LY, Tam RC, et al. MicroRNA-155 mediates augmented CD40 expression in bone marrow derived plasmacytoid dendritic cells in symptomatic lupus-prone NZB/W F1 mice. Int J Mol Sci, 2016, 17 (8): 1282.

159. Wang G, Tam LS, Li EK, et al. Serum and urinary cell-free MiR-146a and MiR-155 in patients with systemic lupus erythematosus. J Rheumatol, 2010, 37 (12): 2516-2522.

160. Wang G, Tam LS, Li EK, et al. Serum and urinary free microRNA level in patients with systemic lupus erythematosus. Lupus, 2011, 20 (5): 493-500.

161. Wang H, Peng W, Ouyang X, et al. Circulating microRNAs as candidate biomarkers in patients with systemic lupus erythematosus. Transl Res, 2012, 160 (3): 198-206.

162. Ceribelli A, Yao B, Dominguez-Gutierrez PR, et al. Lupus T cells switched on by DNA hypomethylation via microRNA? Arthritis Rheum, 2011, 63 (5): 1177-1181.

163. Bollati V, Marinelli B, Apostoli P, et al. Exposure to metal-rich particulate matter modifies the expression of candidate microRNAs in peripheral blood leukocytes. Environ Health Perspect, 2010, 118 (6): 763-768.

164. Te JL, Dozmorov IM, Guthridge JM, et al. Identification of unique microRNA signature associated with lupus nephritis. PLoS One, 2010, 5 (5): e10344.

165. Luo X, Zhang L, Li M, et al. The role of miR-125b in T lymphocytes in the pathogenesis of systemic lupus erythematosus. Clin Exp Rheumatol, 2013, 31 (2): 263-271.

中国医学临床百家

166. Lu MC, Lai NS, Chen HC, et al. Decreased microRNA (miR) -145 and increased miR-224 expression in T cells from patients with systemic lupus erythematosus involved in lupus immunopathogenesis. Clin Exp Immunol, 2013, 171 (1): 91-99.

167. Carlsen AL, Schetter AJ, Nielsen CT, et al. Circulating microRNA expression profiles associated with systemic lupus erythematosus. Arthritis Rheum, 2013, 65 (5): 1324-1334.

168. Caza T, Oaks Z, Perl A. Interplay of infections, autoimmunity, and immunosuppression in systemic lupus erythematosus. Int Rev Immunol, 2014, 33 (4): 330-363.

169. Rasmussen NS, Nielsen CT, Houen G, et al. Humoral markers of active Epstein-Barr virus infection associate with anti-extractable nuclear antigen autoantibodies and plasma galectin-3 binding protein in systemic lupus erythematosus. Lupus, 2016, 25 (14): 1567-1576.

170. Draborg AH, Lydolph MC, Westergaard M, et al. Correction: elevated concentrations of serum immunoglobulin free light chains in systemic lupus erythematosus patients in relation to disease activity, inflammatory status, B cell activity and Epstein-Barr virus antibodies. PLoS One, 2016, 11 (1): e0148151.

171. Ball RJ, Avenell A, Aucott L, et al.Systematic review and meta-analysis of the sero-epidemiological association between Epstein-Barr virus and rheumatoid arthritis. Arthritis Res Ther, 2015, 17 (1): 1-8.

172. Hanlon P, Avenell A, Aucott L, et al.Systematic review and meta-analysis of the sero-epidemiological association between Epstein-Barr virus and systemic lupus erythematosus. Arthritis Res Ther, 2014, 16 (1): R3.

173. Chen DY, Chen YM, Tzang BS, et al.Th17-related cytokines in systemic lupus erythematosus patients with dilated cardiomyopathies: a possible linkage to parvovirus B19 infection. PLoS One, 2014, 9 (12): e113889.

174. Martin-Gómez MA. ANA, lupus and hepatitis C. comment to "infection with hepatitis C virus, interferon alpha and lupus: an odd association". Nefrologia, 2015, 35 (5): 506-507.

175. Krajewska M, Rukasz D, Jakuszko K, et al. Hepatitis C-associated glomerulonephritis mimicking systemic lupus erythematosus. Scand J Rheumatol, 2015, 44 (4): 343-344.

176. Doaty S, Agrawal H, Bauer E, et al.Infection and lupus: which causes which? Curr Rheumatol Rep, 2016, 18 (3): 13.

177. Elkan AC, Anania C, Gustafsson T, et al.Diet and fatty acid pattern among patients with SLE: associations with disease activity, blood lipids and atherosclerosis. Lupus, 2012, 21 (13): 1405-1411.

178. Minami Y, Hirabayashi Y, Nagata C, et al.Intakes of vitamin B_6 and dietary fiber and clinical course of systemic lupus erythematosus: a prospective study of Japanese female patients. J Epidemiol, 2011, 21 (4): 246-254.

179. Dong Z, Gao Z, McFadden B. Impact of food choice on sodium intake patterns from multiple NHANES surveys. Appetite, 2016, 109: 144-153.

180. Farez MF, Fiol MP, Gaitán MI, et al.Sodium intake is associated with increased disease activity in multiple sclerosis. J Neurol Neurosurg Psychiatry, 2015, 86 (1): 26-31.

181. Sundström B, Johansson I, Rantapää-Dahlqvist S.Interaction between dietary

sodium and smoking increases the risk for rheumatoid arthritis: results from a nested case-control study. Rheumatology (Oxford), 2015, 54 (3): 487-493.

182. Kleinewietfeld M, Manzel A, Titze J, et al. Sodium chloride drives autoimmune disease by the induction of pathogenic TH17 cells. Nature, 2013, 496 (7446): 518-522.

183. Wu C, Yosef N, Thalhamer T, et al. Induction of pathogenic TH17 cells by inducible salt-sensing kinase SGK1. Nature, 2013, 496 (7446): 513-517.

184. Hernandez AL, Kitz A, Wu C, et al. Sodium chloride inhibits the suppressive function of FOXP3$^+$ regulatory T cells. J Clin Invest, 2015, 125 (11): 4212-4222.

185. Cooper GS, Wither J, Bernatsky S, et al. Occupational and environmental exposures and risk of systemic lupus erythematosus: silica, sunlight, solvents. Rheumatology (Oxford), 2010, 49 (11): 2172-2180.

186. Montes RA, Mocarzel LO, Lanzieri PG, et al.Smoking and its association with morbidity in systemic lupus erythematosus evaluated by the systemic lupus international collaborating clinics/american college of rheumatology damage index: preliminary data and systematic review. Arthritis Rheumatol, 2016, 68 (2): 441-448.

187. Medeiros MM, Xavier de Oliveira ÍM, Ribeiro ÁT. Prevalence of metabolic syndrome in a cohort of systemic lupus erythematosus patients from Northeastern Brazil: association with disease activity, nephritis, smoking, and age. Rheumatol Int, 2016, 36 (1): 117-124.

188. Van Aerde E, Kerre S, Goossens A. Discoid lupus triggered by allergic contact dermatitis caused by a hair dye. Contact Dermatitis, 2016, 74 (1): 61-64.

189. Chan KL, Mok CC. Development of systemic lupus erythematosus in a male-

中国医学临床百家

to-female transsexual：the role of sex hormones revisited. Lupus, 2013, 22（13）：1399-1402.

190. Rubtsov AV，Rubtsova K，Kappler JW，et al. Genetic and hormonal factors in female-biased autoimmunity. Autoimmun Rev, 2010, 9（7）：494-498.

191. Gatto M，Zen M，Ghirardello A，et al.Emerging and criticalissues in the pathogenesis of lupus.Autoimmun Rev, 2013, 12（4）：523-36.

192. Fransen JH，van der Vlag J，Ruben J，et al.The role of dendritic cells in the pathogenesis of systemic lupus erythematosus.Arthritis Res Ther, 2010, 12（2）：207.

193. Wu H，Zhao M，Chang C，et al.The real culprit in systemic lupus erythematosus：abnormal epigenetic regulation. Int J Mol Sci, 2015, 16（5）：11013-11033.

194. Wu H，Fu S，Zhao M，et al.Dysregulation of cell death and its epigenetic mechanisms in systemic Lupus erythematosus. Molecules, 2016, 22（1）：30.

195. Muñoz LE，Lauber K，Schiller M，et al.The role of defective clearance of apoptotic cells in systemic autoimmunity.Nat Rev Rheumatol, 2010, 6（5）：280-289.

196. Tripathi SK，Lahesmaa R.Transcriptional and epigenetic regulation of T-helper lineage specification.Immunol Rev, 2014, 261（1）：62-83.

（吴海竞　整理）

红斑狼疮临床诊疗新进展

    LE 是一种复杂的自身免疫疾病，多器官受累和病情的复杂性给临床诊断和治疗带来很大的困难，传统的诊断方法由于缺乏特异性，可能误诊或者漏诊很多患者，耽误治疗的同时也加重了患者经济负担。近年来，LE 的基础研究与临床研究均取得了很多新进展，这为 LE 的诊断和治疗提供了新的途径。随着人类基因组计划的完成，分子生物学技术在疾病诊断中的作用越来越大，一系列遗传学标志物、表观遗传学标志物和免疫学标志物被发现，这些标志物在灵敏度和特异度方面所具有的优势为 LE 的精确诊断创造了条件。在治疗方面，LE 发病机制中起关键作用的免疫细胞和免疫分子不断被发现，促使相应的生物制剂不断被研发，这为 LE 的治疗带来了新的曙光。传统药物的再利用也在减少 LE 并发症、延长生存期方面为 LE 患者带来了福音。

34.C1q 抗体可以作为早期诊断儿童 SLE 和预测 SLE 相关肾损伤的标志物

SLE 是以血清中存在大量自身抗体为特征的一种慢性自身免疫疾病，目前在 SLE 患者的血清中已经发现了超过 180 种不同的自身抗体，各种不同的自身抗体都与临床表型和器官受累有密切联系。丰富的自身抗体谱是 SLE 的重要特征，这些自身抗体常常被作为诊断 SLE 的重要依据。

补体系统是体内重要的免疫成分，抗补体系统中各种成分的自身抗体早在 30 年前就已被发现。C1q 是补体激活经典途径中的重要分子，抗 C1q 抗体可在正常人群、感染后和部分自身免疫疾病中被检测到。近些年来，抗 C1q 抗体被发现与 SLE 关系密切，尤其在 LN 中更是与肾炎的活动性明显相关。SLE 患者体内大量凋亡细胞产生的自身抗原，由于各种原因无法正常清除，当 C1q 结合到这些凋亡细胞表面上时，C1q 的结构发生改变，从而诱导免疫反应和抗 C1q 抗体产生。这些抗体能增强补体介导的组织损伤作用，尤其肾损伤更明显。虽然目前 C1q 抗体还未被广泛应用于 SLE 的检测，但是 C1q 抗体用于对 SLE 活动性的评估，尤其对于儿童 SLE 已表现出了比传统自身抗体更优越的特点。此外，C1q 抗体可以作为 SLE 复发和肾受累的诊断标志物。

儿童时期发生的 SLE（child systemic lupus erythematosus, cSLE）往往病情较成人更重，儿童时期的 LN 也比成人更容易发展成肾衰竭，因此早期诊断 cSLE 对于改善患者的预后、延缓肾功能的恶化具有至关重要的作用。在关于 cSLE 的多个研究中发现，C1q 抗体与活动期 cSLE 密切相关。在一项研究中，32 例 cSLE 患者中有 26 例抗 C1q 抗体阳性（81.25%），而且在 10 例肾受累的患者中，8 例患者抗 C1q 抗体的浓度超过了 200UA/ml。通过与抗 dsDNA 抗体比较，其灵敏度、特异度、阳性预测值、阴性预测值分别由 94.1%、19.3%、25.8%、91.7% 提高到了 94.4%、72.6%、50%、97.5%。

预测 LN 的发生对于提早预防肾衰竭，提高 SLE 患者生活质量具有很重要的作用。在一项 LN 的随访研究中，69 例患者共随访 18 个月，结果显示：研究开始时，9 例患者抗 C1q 抗体阳性；第一次随访时，26 例患者出现抗 C1q 抗体阳性，而 43 例患者未出现抗体阳性；继续随访到第 18 个月，26 例抗体阳性患者中 9 例（34.6%）出现了 LN，而 43 例抗体阴性患者中只有 3 例（7%）出现了 LN。抗 C1q 抗体对于 LN 的阳性预测值和阴性预测值分别达到了 35% 和 93%。这些结果都提示抗 C1q 抗体对于预测 LN 发生有很高的价值。

35. IFN 基因标记可以评估 SLE 患者的病情和器官受累情况

IFN 是主要由单核细胞和淋巴细胞分泌的一种细胞因子。IFN 诱导基因（interferon-inducible genes）是细胞经 IFN 作用后通过细胞内信号转导表达升高的一系列基因。在病毒感染的早期，细胞可以通过模式识别受体，如 Toll 样受体和 RIG-I 样受体等识别病原体并促进Ⅰ型 IFN 分泌。Ⅰ型 IFN 进一步通过自分泌和旁分泌的方式诱导一系列 IFN 诱导基因表达，增强细胞抗病毒能力，并诱发病毒感染的细胞发生凋亡，从而限制病毒复制和传播，这些基因包括 *MX1*，*PKR*，*OAS*，*IFITM*，*APOBEC1*，*TRIM* 等。IFN 诱导基因包括众多的基因家族，在已经发现的超过 350 个 IFN 诱导基因中，有很大一部分基因已经被发现与自身免疫疾病，尤其是与 SLE 的发病机制有关。在其他一些自身免疫性疾病，如 SS、溃疡性结肠炎，甚至一些少见的自身免疫疾病如 Aicardi-Goutieres syndrome 和 spondyloenchondromatosis 的外周血单个核细胞中，多个 IFN 诱导基因被发现表达升高。IFN诱导基因可能参与淋巴细胞分化和凋亡过程，在发挥抗病毒作用的同时，也在多种自身免疫疾病的发生和发展中起关键作用。

利用 IFN 和 IFN 相关基因在 LE 中表达明显升高计算出的 IFN 基因标记可以对 LE 患者的病情、器官受累、治疗情况进行评估。一项检测了 48 例 SLE 患者和 22 例 RA 患者的研究利用 *LY6E*、*OAS1*、*OASL*、*ISG15*、*MX1* 这 5 个Ⅰ型 IFN 基因标记计算 IFN 标记评分，结果显示 SLE 全血细胞或皮损均较对照组明显升高（$P<0.0003$），升高程度与疾病活动性成正比，且在 LN 活动期更明显。同时 IFN 标记评分与抗 dsDNA 抗体和低补体水平都呈明显正相关（$P<0.007$）。Baeehler 等用基因芯片技术发现，在 SLE 患者外周血单个核细胞中共有 161 个基因显著性高表达，其中 23 个为Ⅰ型 IFN 诱导基因。也有报道显示，Ⅰ型 IFN 诱导基因 *OAS1*、*OASL*、*MX1*、*ISG15* 在 SLE 中表达明显升高，而

在 RA 患者中表达没有明显差异，且不受年龄、性别和病程的影响，这说明某些 IFN 诱导基因表达水平的升高与 LE 特异性相关。通过 IFN 基因检测也许可以早期发现 SLE 发病，从而改善患者预后。

36. 表观遗传学标记可作为 SLE 诊断的标志物

SLE 临床异质性大、表现复杂、变化多样，这些给临床诊断带来了很多困难。目前 SLE 诊断主要依靠 1997 年 ACR 和 2012 年 SLICC 的 SLE 诊断标准，然而这些诊断标准中实验室指标均缺乏高特异性和高敏感性，如大约 10% 的新发 LE 患者在前 2 年不能通过抗 dsDNA 抗体和抗 Sm 抗体诊断。因此，寻找敏感性和特异性高的诊断标志物对于提高 SLE 诊断正确率和改善 SLE 患者预后至关重要。分子生物学技术的发展使得 SLE 的诊断提高到分子和基因水平成为可能。表观遗传学是研究 DNA 序列不改变的条件下，基因表达和基因功能发生了可遗传的变化，其机制主要包括 DNA 甲基化、组蛋白修饰和非编码 RNA。表观遗传学是对经典遗传学的重要补充。近年来，大量研究发现 LE 患者中有许多自身免疫相关基因发生了表观遗传修饰改变，包括 DNA 甲基化的改变、组蛋白修饰的改变以及非编码 RNA 的改变，这些改变在 LE 发生发展中起十分重要的作用并与临床表型相关。

SLE 患者的 CD4$^+$ T 细胞全基因组呈现低甲基化改变，一些甲基化敏感基因如 *IL-6*、*IL-10*、*IL-1*、黏附分子 *CD11a* 和 B 细

胞共刺激因子 *CD70*、*CD40L* 的调控序列呈现出明显的低甲基化。Jeffries 等通过全基因组甲基化分析发现，SLE 患者 CD4$^+$ T 细胞中 236 个基因发生低甲基化改变，其中包括很多 IFN 诱导基因和参与 IFN 通路的基因。Absher 等研究了 49 例 SLE 患者和 58 例正常对照的 CD4$^+$ T 细胞、CD19$^+$ B 细胞和 CD14$^+$ 单核细胞发现，这 3 种细胞中有大量甲基化水平改变的基因都与 IFN 信号通路有关，而且这种改变不受病情活动性影响，在急性期和静止期没有明显差异，提示这种 IFN 和 IFN 诱导基因的表观遗传学改变是一种独立变化。此外，研究者还发现，IFN 通路相关基因的低甲基化在记忆 T 细胞、调节性 T 细胞和 naïve T 细胞中变化更明显。我们团队首次利用 DNA 甲基化芯片对 SLE 患者外周血 DNA 中差异的甲基化位点进行检测。通过对 337 例 SLE 患者、353 例 RA 患者以及 358 例正常人外周血 DNA 样本的检测，筛选鉴定出 *IFI44L* 基因甲基化水平可以作为 SLE 诊断的标志物。进一步在全国多中心的 529 例 SLE 患者、429 例 RA 患者、199 例 SS 患者以及 569 例正常人中验证了该标志物的特异性和敏感性（表 4）。随后，Amr H. Sawalha 教授在欧洲 SLE 人群中进行了相关验证。我们的这项研究发现 *IFI44L* 基因甲基化水平能够区分 SLE 患者与正常人及其他自身免疫性疾病包括 RA、原发性 SS 等，显著提高了 SLE 的诊断可靠性和准确度（特异性 95% 以上，敏感性 90% 以上），而且还可应用于 SLE 的疗效判断。该研究成果是基础研究转化为临床诊疗应用的一项重大科技突破，对于开展 SLE 精准医疗，提高其临床诊疗水平具有十分重要的意义，拥有巨大的临床推广应用前景。

表 4　SLE 诊断标志物的比较

检测指标	特异性	敏感性	结果稳定性	样本来源
IFI44L 基因甲基化标志物	96.8%（位点 1） 98.2%（位点 2）	93.6%（位点 1） 94.1%（位点 2）	稳定、重复性好	外周全血
ANA	65%	95%	不足	血清
抗 dsDNA 抗体	94%	50%～60%	不足	血清

37. 系统性红斑狼疮反应者指数可以更好地为 LE 患者提供临床评价和治疗管理

SLE 病程跨度长，是一个慢性发展的过程，在临床工作中经常需要评估病情活动性以指导临床治疗和患者管理。目前主要的评分系统有医师全面评估（Physician Global Assessment，PGA），英国狼疮评估组（British Isles Lupus Assessment Group，BILAG）指数，SLE 活动性测定（Systemic Lupus Activity Measure，SLAM），SLE 疾病活动性指数（Systemic Lupus Erythematosus Disease Activity Index，SLEDAI），欧洲通用狼疮活动性指数 European Consensus Lupus Activity Measurement，ECLAM）（表 5）。系统性红斑狼疮反应者指数（SLE Responder Index，SRI）是结合了 3 种不同评分系统（SELENA-SLEDAI，PGA，BILAG-2004）的 SLE 疾病活动性评分系统，能够更敏感地反映患者的治疗反应和病情变化。由于上述各种评分系统都或多或少存在缺陷，因此采用一种混合的评价系统便成为最可靠的 SLE

评分工具。SRI 特别适用于 LE 药物临床试验中治疗效果的评估，应用这一评价体系后，以前被认为无效的多项生物制剂治疗 LE 的临床研究被证明是有效的。而且根据这一新的评价体系，LE 患者低活动度被赋予了明确定义，为 LE 患者的临床评价和治疗管理提供了帮助，为将来狼疮患者的达标治疗提供了基础。然而由于 SRI 结合了 3 种评价体系，操作起来相对复杂，在日常临床中应用还是有一定的局限性。

表5　5 种评分系统的比较

	评估项目数	评估范围	优点	缺点
PGA	1	当前	对患者的总体情况敏感	需要专业的医师参与，一种半定量的方法
BILAG	102	1 个月	可以对具体的器官进行评估	评估项目多且复杂，费时
SLAM-R	30	1 个月	评估简便	主观性高，缺少客观的免疫学评估指标
SLEDAI	24	10 天	评估简便	只能评估总体严重程度，没有器官特异性
ECLAM	15	1 个月	评估简便	没有定义狼疮的复发

38. 富马酸酯治疗皮肤型红斑狼疮取得明显疗效

1994 年，富马酸酯在德国首次被用于重度银屑病的治疗，随后商品化的富马酸酯（fumaderm）被开发出来。富马酸酯（fumaric acid ester，FAE）治疗 CLE 取得了明显疗效，其能够减少 CD4$^+$、CD8$^+$ T 细胞数量，抑制 NK-κB 激活和迁移，抑制细胞因子分泌，如 IL-6、IL-12、IL-23、IFN-γ。德国蒙斯特大学的一项研究显示，11 例没有皮肤外器官受累的 CLE 患者（包括 SLE 和 SCLE 患者）采用商品化 fumaderm 起始剂量每天 1 片，逐渐增加到每天 6 片的最大剂量，治疗 24 周后，肉眼观察面部皮损明显好转，第 6 周和第 9 周 CLASI 活动性评分与初始值相比明显降低。而且治疗过程中患者表现出明显的耐受性，未出现明显不良反应。Saracino 等报道的 3 例 DLE 患者，分别是有 5 年病史的 46 岁女性患者、接受 30mg 每天 3 次 fumaderm 治疗 5 个月，有 15 年病史的 42 岁女性患者、接受 120mg 每天 3 次 fumaderm 治疗 12 个月和有 6 年病史的 39 岁女性患者、接受 240mg 每天 3 次 fumaderm 治疗 12 个月，经过治疗后这 3 例患者的皮肤病变都得到了明显改善，CLASI 明显降低，而且没有发生明显不良反应。目前富马酸酯在国内还没有应用，未来有望成为治疗 CLE 的主要治疗药物。

39. 妊娠期使用羟氯喹等抗疟药对于 SLE 患者发生子痫前期具有保护作用

利用抗疟药治疗 LE 已有 100 余年历史。羟氯喹（hydroxychloroquine，HCQ）是 4- 氨基喹诺酮类的抗疟药，同时也是一种抗风湿病药物。自 1951 年 Page 等用米帕林治疗 SLE 获得成功后，抗疟药对 SLE 的治疗作用开始被人们认识。由于 HCQ 良好的安全性和可靠的疗效，正被越来越广泛地应用于临床。目前已知的作用机制包括保护溶酶体膜、减轻炎症、减少

UV 伤害，通过减少血栓、降血糖和降血脂从而减少 SLE 患者动脉粥样硬化的风险。HCQ 除了抗疟作用外，还有抗细菌、抗真菌、抗病毒的作用，能抑制端粒酶、促进 DNA 修复、调控蛋白乙酰化而抑制癌细胞生长，使骨密度增高，这对绝经后 SLE 女性患者尤为有益。2007 年欧洲抗风湿病联盟（the European League against Rheumatism，EULAR）一致推荐 HCQ 可用于妊娠患者。最近的临床研究表明，妊娠早期服用 HCQ 并不增加先天性畸胎发生率，且对子痫前期具有保护作用。因此长期服用 HCQ 的 LE 患者，一旦发现早孕，不应中断 HCQ 的治疗。墨西哥一项 197 例 LE 合并妊娠患者的前瞻性研究发现，抗疟药能够明显降低发生子痫前期的风险，与糖皮质激素相比保护效应更加明显（表 6、表 7）。

表 6　197 例 LE 合并妊娠的前瞻性队列研究中抗疟药的保护作用

不良事件	抗疟药组（n=154）	非抗疟药组（n=43）
子痫前期	14（9.0%）	10（23.2%）
孕妇死亡	0（0.0%）	2（4.6%）
狼疮复发	60（38.9%）	8（18.6%）

表 7　197 例 LE 合并妊娠的前瞻性队列研究

影响子痫前期的因素	相对危险度（RR）	P 值
抗心磷脂抗体	0.2	0.060
既往狼疮活跃	4.8	0.010
LN	2.9	0.050

续表

影响子痫前期的因素	相对危险度（RR）	P 值
抗疟药（氯喹 / 羟氯喹）	0.1	0.004
泼尼松 ≤ 7.5mg/d	2.1	0.380
泼尼松 7.5 ~ 25.0mg/d	2.0	0.360
泼尼松 ≥ 25.0mg/d	2.7	0.280

40. 小剂量阿司匹林对 SLE 患者发生心血管不良事件有保护作用

阿司匹林是一种古老的药物，除了经典的抗炎、抗血小板作用外，目前已经发现阿司匹林对心血管系统具有多种保护作用，一些西方国家甚至推荐每天摄入小剂量阿司匹林作为心血管疾病的一级预防措施。LE 患者很多都合并有抗磷脂综合征，而且 LE 患者发生心血管事件的概率和病死率明显高于正常人群。既往 Meta 分析显示 LE 患者使用小剂量阿司匹林治疗后能够明显减少 2 倍以上的血栓事件发生风险。通过对 5 个大样本队列研究数据分析，也发现 LE（HR：0.43，95%CI：0.20 ~ 0.94）和抗磷脂综合征（HR：0.43，95%CI：0.25 ~ 0.75）患者接受小剂量阿司匹林治疗后，心脑血管疾病发生的风险明显降低。

41. 他克莫司为主的多靶点治疗 LN 的方案疗效明显

他克莫司（tacrolimus，TAC）是一种钙调蛋白磷酸酶抑制剂，具有大环内酯结构，是链霉菌属中分离出来的发酵产物。TAC 发挥免疫抑制作用主要是通过其穿透细胞膜进入细胞内与 FK506 结合蛋白结合，抑制胞内活化 T 淋巴细胞核转录因子入核，一方面阻断抑制 T 细胞的活化和增殖，另一方面阻断此复合物所诱导的多种细胞因子转录。TAC 还抑制 LN 发病中起重要作用的树突状细胞成熟，以致 DCs 在胞内加工、处理抗原能力减退，诱导免疫耐受。目前国内外治疗 SLE 和 LN 的指南都没有把 TAC 作为一线治疗药物，但是许多 TAC 治疗 SLE 的临床试验都证实 TAC 具有更优越的疗效。2012 年国内一项 225 例 LN（包括Ⅲ-Ⅴ型，Ⅴ+Ⅳ和Ⅴ+Ⅲ型）患者的随机对照试验研究发现，在中国人群中 TAC 在减少蛋白尿、降低狼疮活动指数方面优于环磷酰胺（cyclophosvnamide，CTX），而且发生重症感染的概率明显下降。其中 TAC 剂量范围为 $0.05 \sim 0.10$ mg/（kg·d），血药浓度范围为 $5 \sim 15$ ng/ml。结果显示 TAC 组的完全缓解率明显高于 CTX 组（$RR=1.61$，$P=0.004$），总缓解率也更高（$RR=1.25$，$P=0.001$）。而且 TAC 组在减少蛋白尿（$RR=0.52$，$P=0.0008$）和减少狼疮疾病活动指数（$RR=0.59$，$P=0.004$）方面均明显优于 IVCY 组。2016 年 Meta 分析发现对于中重度 LN 的诱导缓解，TAC 或者 TAC 联合 MMF 比 CTX 效果更好。TAC 对于降低蛋白尿和改善患者长期预后有帮助。TAC 为主的 LN 治疗研究目前主要集中在亚洲人群，但是 TAC 对非亚裔人群 LN 的治疗也有明显疗效，8 例非亚裔人群 LN（Ⅲ-Ⅴ型）患者接受 TAC 治疗 12 个月后，LN 明显缓解。抑制单一信号传导往往不足以遏制 LN 的发生及发展。多靶点方案是联合使用糖皮质激素、CTX、MMF、TAC 等免疫抑制剂治疗 LN 的一种方案。多靶点治疗方案能够提高难治性 LN 的缓解率，同时又能明显减少免疫抑制剂所带来的不良反应。国内一项改良多靶点方案治疗 60 例 LN 的研究，采用泼尼松 1mg/（kg·d）起始，之后逐渐减量 + CTX 0.4g/ 月 +TAC 4mg/d，治疗 6 个月后完全缓解 30 例，部分缓解 24 例，总有效率为 90%，明显高于单用激素和单用免疫抑制剂的患者组。

42. 干细胞治疗 SLE 取得明显进展

干细胞是一类具有自我复制能力的多潜能细胞，在一定条件下，它可以分化成多种功能细胞。骨髓干细胞是人体长期存在的一种干细胞，具有造血支持、免疫调控和自我复制等特点。近年来对人骨髓及脐带来源的间充质干细胞（human umbilical cord mesenchymal stem cells，hUCMSCs）的研究发现，这些干细胞可以分化成肾固有细胞和肾实质细胞等，提示干细胞移植后对肾功能具有良好的修复和重建作用。南京大学医学院附属鼓楼医院孙凌云教授课题组通过动物模型研究发现，异基因骨髓及脐带来源的间充质干细胞移植治疗狼疮鼠，能显著延长小鼠生存期，改善蛋白尿及血清肌酐水平；研究发现 SLE 不仅是造血干细胞病，而且是骨髓间充质干细胞病，异体骨髓间充质干细胞移植适用于本病的治疗。通过不断改进骨髓间充质干细胞的提取和移植技术，该课题组在国际上率先开展了异基因骨髓间充质干细胞移植治疗难治性 SLE 患者的临床研究。2009 年 12 月至 2011 年 8 月期间，孙教授团队采用开放性、自身先后对照、多中心研究设计，共入组 40 例对常规免疫治疗无效或反应差的难治性 SLE 受试者。在常规免疫抑制治疗基础上进行 2 次外周静脉 hUCMSCs 输注，并随访观察 1 年。研究结果提示难治性 SLE 总体治疗有效率达 60%（主要临床反应率 MCR 为 32.5%，次要临床反应率 PCR 为 27.5%）。SLEDAI 评分在干细胞治疗后第 3、第 6、第 9 及第 12 个月显著下降，BILAG 评分在干细胞治疗后第 3 个月起显著下降，并在此后的随访过程中持续降低。BILAG 评分在肾、血液系统及皮肤黏膜方面改善明显，且对于并发 LN 的受试者，24 小时尿蛋白改善显著，并在干细胞治疗后第 9 个月及第 12 个月与基线相比有统计学意义（$P<0.05$）。此外，干细胞治疗后难治性 SLE 受试者的血肌酐、血尿素氮、血白蛋白、血清补体 C3 及自身免疫抗体等均有一定程度改善。截至目前已成功完成近 300 例难治性 SLE 患者的异基因骨髓间充质干细胞移植治疗，并取得了明显疗效。

43. 生物制剂治疗 SLE 取得进展

目前 SLE 的治疗仍然是以糖皮质激素和免疫抑制剂为主，但部分患者对激素和免疫抑制剂治疗不敏感，且绝大数患者需要长期使用，而长期使用激素和免疫抑制剂有明显不良反应。随着 SLE 发病机制研究逐渐深入，SLE 发病过程中的关键分子不断被发现，近年来加大了 SLE 生物制剂的研究力度。但与治疗 RA 的生物制剂相比，目前治疗 SLE 的生物制剂较少，且大多数还没有临床试验结果。目前治疗 SLE 的生物制剂主要是以针对 B 细胞的生物制剂为主。针对 T 细胞、IFN、细胞因子的生物制剂还没有用于临床，目前都处在试验阶段（表 8）。

利妥昔单抗（Rituximab）是一种针对 CD20 的单克隆抗体，2006 年被美国食品药品管理局（Food and Drug Admistration，FDA）批准用于 RA 治疗，其主要不良反应是会引起 B 细胞缺乏。由于在肾受累和非肾受累 SLE 患者的随机对照试验中都没有取得良好结果，早期研究并没有把 Rituximab 作为治疗 SLE 的药物。随着研究深入，逐渐发现 Rituximab 对于难治性 SLE 的诱导缓解具有明显效果。2011 年 FDA 批准贝利单抗（Belimumab）上市，Belimumab 的药物靶点是 B 淋巴细胞刺激因子（B lymphocyte stimulator，BLyS），通过上市后的疗效分析，Belimumab 治疗 SLE 的安全性得到证实。大样本随机对照试验也证实 Belimumab 治疗 SLE 具有明显疗效，但是目前针对 LN 的治疗还没有很多研究。此外，Belimumab 对难治性 SLE 的治疗具有明显效果。人源化 CD22 单克隆抗体不会引起 B 细胞缺乏，Ⅰ/Ⅱ期临床试验已经证实其安全性和耐受性，并且能明显改善 SLE 患者的疾病活动，Ⅲ期临床试验正在进行中。针对 IFN 的生物制剂也取得了进展。新开发的用于治疗 SLE 的重组人 IFN-α 单克隆抗体，目前正处在Ⅱ期临床试验阶段，初步结果发现治疗组患者的病情得到明显改善。

表 8　目前治疗 SLE 的生物制剂和研究现状

治疗靶点	生物制剂	靶点	目前研究状态
B 细胞	Epratuzumab	CD22	Ⅲ期临床试验（EMBODY trial）
	Ocrelizumab	CD20	由于发生严重机会性感染，研究已终止
	Blisibimod	BLyS	Ⅲ 期 临 床 试 验（CHABLIS-SC2、CHABLISSC1）
	Tabalumab	BAFF	Ⅱ期临床试验证实其安全性，但Ⅲ期临床试验没有达到满意结果
	Atacicept	TACI-Ig	Ⅲ 期临床试验（APRIL-SLE trial）未发现明显差异
T 细胞	Abatacept	CTL4	Ⅱ期临床试验
	Anti-CD40 ligand	CD40	Ⅱ期临床试验发现有不可预测的血栓发生，目前已终止临床试验
细胞因子	Tocilizumab Sirukumab	IL-6	Ⅱ期临床试验
	Rontalizumab Sifalimumab	IFN-α	Ⅱ期临床试验
	BIIB023	TWEAK	Ⅱ期临床试验（ATLAS study）

　　此外，细胞因子治疗 SLE 也取得了长足发展。栗占国教授团队在国际上首次应用低剂量 IL-2 治疗 SLE，揭示了 IL-2 调节免疫平衡、治疗 SLE 的作用。IL-2 主要由活化的 Th1 细胞产生，是一种具有多种作用的细胞因子，不仅能促进淋巴细胞的生长、增殖、分化，还具有调节机体免疫应答和抗病毒的作用。SLE 的发生和发展涉及效应性和调节性 T 细胞的失衡，而这些 T 细胞亚群受 IL-2 调控。小剂量 IL-2 能够促进调节 T 细胞表达 CD25，提高调节 T 细胞的功能，改善 SLE 体内的免疫失衡。对于难治

性 SLE，IL-2 可以实现病情快速缓解。与传统免疫治疗相比，小剂量 IL-2 治疗并未增加感染风险。在他们的试验中，38 例 SLE 患者接受小剂量 IL-2 治疗 3 个周期后，SLE 反应指数有了 4 点的下降，SLEDAI 评分下降了 31.6%。目前大样本临床对照试验研究正在进行中，针对于其他自身免疫疾病如 RA、SS 等的治疗也在研究中，小剂量 IL-2 将为临床免疫性疾病的诊疗带来全新理念。

参考文献

1. Fatemi A，Samadi G，Sayedbonakdar Z，et al. Anti-C1q antibody in patients with lupus nephritic flare：18-month follow-up and a nested casecontrol study. Mod Rheumatol，2016，26（2）：233-239.

2. Zivković V，Stanković A，Cvetković T，et al. Anti-dsDNA，anti-nucleosome and anti-C1q antibodies as disease activity markers in patients with systemic lupus erythematosus. Srp Arh Celok Lek，2014，142（7-8）：431-436.

3. Eggleton P，Ukoumunne OC，Cottrell I，et al. Autoantibodies against C1q as a diagnostic measure of lupus nephritis：systematic review and meta-analysis. J Clin Cell Immunol，2014，5（2）：210.

4. Arnaud L，Mathian A，Devilliers H，et al. Patient-level analysis of five international cohorts further confirms the efficacy of aspirin for the primary prevention of thrombosis in patients with antiphospholipid antibodies. Autoimmun Rev，2015，14（3）：192-200.

5. Schoggins JW，Wilson SJ，Panis M，et al. A diverse range of gene products are

effectors of the type I interferon antiviral response.Nature，2011，472（7344）：481-485.

6. Baechler EC，Batliwalla FM，Karypis G，et al. Interferon-inducible gene expression signature in peripheral blood cells of patients with severe lupus. Proc Natl Acad Sci USA，2003，100（5）：2610-2615.

7. Gottenberg JE，Cagnard N，Lucchesi C，et al. Activation of IFN pathways and plasmacytoid dendritic cell recruitment in target organs of primary Sjögren's syndrome. Proc Natl Acad Sci USA，2006，103（8）：2770-2775.

8. Seo GS，Lee JK，Yu JI，et al. Identification of the polymorphisms in IFITM3 gene and their association in a Korean population with ulcerative colitis. Exp Mol Med，2010，42（2）：99-104.

9. Zhang X，Bogunovic D，Payelle-Brogard B，et al. Human intracellular ISG15 prevents interferon-a/b over-amplification and auto-inflammation. Nature，2015，517（7532）：89-93.

10. Bennett L，Palucka AK，Arce E，et al. Interferon and granulopoiesis signatures in systemic lupus erythematosus blood. J Exp Med，2003，197（6）：711-723.

11. Hochberg MC. Updating the American College of Rheumatology revised criteria for the classification of systemic lupus erythematesus. Arthritis Rheum，1997，40（9）：1725.

12. Baechler EC，Batliwalla FM，Karypis G，et al. Interferon-inducible gene expression signature in peripheral blood cells of patients with severe lupus. Proc Nail Acad Sci USA，2003，100（5）：2610-2615.

13. Feng X，Huang J，Liu Y，et al. Identification of interferon-inducible genes as diagnostic biomarker for systemic lupus erythematosus. Clin Rheumatol，2015，34（1）：71-79.

14. Bombardier C，Gladman DD，Urowitz MB，et al. Derivation of the SLEDAI.

A disease activity index for lupus patients. The Committee on Prognosis Studies in SLE. Arthritis Rheum, 1992, 35 (6): 630-640.

15. Steiman AJ, Gladman DD, Ibañez D, et al. Lack of interferon and proinflammatory cyto/chemokines in serologically active clinically quiescent systemic lupus erythematosus.J Rheumatol, 2015, 42 (12): 2318-2326.

16. Lu Q, Wu A, Tesmer L, et al. Demethylation of CD40LG on the inactive X in T cells from women with lupus. J Immunol, 2007, 179 (9): 6352-6358.

17. Mi XB, Zeng FQ. Hypomethylation of interleukin-4 and -6 promoters in T cells from systemic lupus erythematosus patients. Acta Pharmacol Sin, 2008, 29 (1): 105-112.

18. Zhao M, Ordi-Ros J, Serrano-Acedo S, et al. Hypomethylation of IL10 and IL13 promoters in CD41 T cells of patients with systemic lupus erythematosus. J Biomed Biotechnol, 2010, 2010: 9310-9318.

19. Jeffries MA, Dozmorov M, Tang Y, et al. Genome-wide DNA methylation patterns in CD4[+] T cells from patients with systemic lupus erythematosus. Epigenetics, 2011, 6 (5): 593-601.

20. Absher DM, Li X, Waite LL, et al, Genome-wide DNA methylation analysis of systemic lupus erythematosus reveals persistent hypomethylation of interferon genes and compositional changes to CD4[+] T-cell populations. PLoS Genet, 2013, 9 (8): e1003678.

21. Zhao M, Zhou Y, Zhu B, et al. IFI44L promoter methylation as a blood biomarker for systemic lupus erythematosus.Ann Rheum Dis, 2016, 75 (11): 1998-2006.

22. Tsianakas A, Herzog S, Landmann A, et al. Successful treatment of discoid lupus erythematosus with fumaric acid esters. J Am Acad Dermatol, 2014, 71 (1): e15-17.

中
国
医
学
临
床
百
家

23. Saracino AM, Orteu CH. Severe recalcitrant cutaneous manifestations in systemic lupus erythematosus successfully treated with fumaric acid esters.Br J Dermatol, 2017, 176 (2)：472-480.

24. Luijten KM, Tekstra J, Bijlsma JW, et al. The Systemic Lupus Erythematosus Responder Index (SRI)：a new SLE disease activity assessment. Autoimmun Rev, 2012, 11 (5)：326-329.

25. Hannah J, Casian A, D'Cruz D. Tacrolimus use in lupus nephritis：a systematic review and meta-analysis. Autoimmun Rev, 2016, 15 (1)：93-101.

26. Wallace DJ, Kalunian K, Petri MA, et al. Efficacy and safety of epratuzumab in patients with moderate/severe active systemic lupus erythematosus：results from EMBLEM, a phase Ⅱ b, randomised, double-blind, placebo-controlled, multicentre study. Ann Rheum Dis, 2014, 73 (1)：183-190.

27. Wang B, Higgs BW, Chang L, et al. Pharmacogenomics and translational simulations to bridge indications for an anti-interferon-α receptor antibody. Clin Pharmacol Ther, 2013, 93 (6)：483-492.

28. Liu R, Li X, Zhang Z, et al. Allogeneic mesenchymal stem cells inhibited T follicular helper cell generation in rheumatoid arthritis. Sci Rep, 2015, 5：12777.

29. He J, Zhang X, Wei Y, et al. Low-dose interleukin-2 treatment selectively modulates CD4[+] T cell subsets in patients with systemic lupus erythematosus. Nat Med, 2016, 22 (9)：991-993.

（罗帅寒天　整理）

狼疮肾炎国际治疗指南解读

肾衰竭是 SLE 患者死亡的主要原因之一，2012 年 ACR 和 EULAR 针对 LN 推出了各自的指南，就这两个指南谈一下我的观点。

44. 应尽早明确 SLE 的肾损害类型，并尽早治疗

尿蛋白持续＞ 0.5g/d 或＞（+++），或者尿蛋白肌酐比＞ 0.5，和（或）管型尿包括红细胞管型、血红蛋白管型、颗粒管型、管状管型或混合管型，要考虑诊断为 LN。但经肾组织活检证实是免疫复合物介导的肾小球肾炎仍然是 LN 的最佳诊断标准。凡是有肾受累的征象，尤其是反复尿蛋白≥ 0.5g/d，以及有肾小球源性血尿和（或）细胞管型等，若无明确禁忌，均应做肾穿刺行病理检查，并应尽早进行，最好在发病后 1 个月内、使用免疫抑制剂之前。

SLE 的治疗目标是通过控制疾病活动度、减少并发症和药物毒性，从而确保患者长期生存、防治器官损伤及提高生活质量。

同样，LN 治疗的最终目标也是长期保护肾功能，预防疾病复发，避免治疗相关的损害，改善生活质量，提高生存率。因此，在确定 LN 的分型之后，应尽早规范化治疗。治疗目标最好能在治疗开始后 6 个月内达到，最迟不能超过 12 个月。

45. 诱导期冲击治疗和维持治疗时间

在所有Ⅲ型、Ⅳ型以及合并Ⅲ型或Ⅳ型的Ⅴ型 LN 诱导缓解期均可给予 0.5g/d 的甲泼尼龙冲击治疗 3 日，之后行序贯泼尼松 0.5 ～ 1.0mg/（kg·d）治疗，几周后逐渐减量至最小有效维持量。同时选择 CTX 或 MMF 治疗，CTX 剂量可采用 0.8g，静脉滴注，每月 1 次，共 6 个月。因为人种不同，MMF 使用剂量应比欧美小，1 ～ 2g/d 口服，治疗 6 个月。如患者对 MMF 和 CTX 均有禁忌，可选择硫唑嘌呤（azathioprine，AZA）2mg/（kg·d）作为初始治疗，但往往复发率更高些。6 个月后评估疗效，如病情改善，则可改为 MMF 1g/d 或 AZA 2mg/（kg·d）维持治疗。如病情未改善，可再次行 0.5g/d 的甲泼尼龙冲击治疗 3 日，随后激素重新序贯和减量，同时将 CTX 及 MMF 方案互换，剂量同上，再治疗 6 个月；如仍未缓解，可考虑应用钙调磷酸酶抑制药（如环孢素 A 或 TAC 等）或生物制剂，如利妥昔单抗（Rituximab）、贝利单抗（Belimumab）等二线治疗方案。

对于单纯Ⅴ型 LN，诱导缓解首选 MMF 2 ～ 3g/d ＋ 泼尼松 0.5mg/（kg·d），6 个月后如有改善，则可改为 MMF 1g/d 或 AZA 2mg/（kg·d）维持治疗；如病情无改善，则改用 CTX、钙调磷酸酶抑制药或利妥昔单抗等治疗。

LN 在诱导缓解后，维持缓解的免疫抑制治疗需要 3 年以上甚至终身，以期获得最佳转归。如病情持续稳定，可考虑先撤掉激素。

46. 使用 AZA 之前应检测 6 – 巯基甲基转移酶，同时服用别嘌呤醇的患者应考虑 AZA 减量

AZA 在体内代谢成 6- 巯基嘌呤（6-mercaptopurine，6-MP），随后 6-MP 可经 3 种不同相互竞争的代谢途径完成后续代谢过程，黄嘌呤氧化酶（xanthine oxidase，XO）或巯基嘌呤甲基转移酶（thiopurine S- methyltransferase，TPMT）将 6-MP 分解成为无活性产物，6-MP 经由次黄嘌呤 - 鸟嘌呤磷酸核糖转移酶（hypoxanthine-guanine phosphoribosyltransferase，HGPRT）代谢成活性代谢产物。如果 XO 和 TPMT 途径被中断，则更多的 6-MP 通过 HGRPT 代谢，产生更多的活性代谢产物，从而导致过强的免疫抑制作用和严重的骨髓抑制。

因编码 TPMT 的基因多态性导致部分患者 TPMT 活性低，若 AZA 使用常规剂量，可出现严重骨髓抑制。因此，对于有条件的医院及患者，用药前最好行血 TPMT 水平或 *TPMT* 基因型检测。基于 TPMT 基线检测水平决定 AZA 最大用量：TPMT<5.0U，禁用 AZA；TPMT 为 5.0 ～ 13.7U，AZA 最大剂量为 0.5mg/（kg·d）；TPMT 为 13.7 ～ 19.0U，AZA 最大剂量为 1.5mg/（kg·d）；TPMT ＞ 19.0U，AZA 最大剂量为 2.5mg/（kg·d）。

XO 可被别嘌呤醇抑制，因此接受别嘌呤醇治疗的患者其 AZA 使用剂量应减量。

47. 有生育要求的患者应选择生殖毒性小的免疫抑制剂 MMF 治疗

生殖毒性是 CTX 常见的不良反应，CTX 累积量越大，性腺抑制发生率越高。性腺抑制在女性表现为卵巢功能早衰，出现月经紊乱甚至闭经；男性表现为少精或无精症。因此，对于有生育要求的患者应尽可能选择 MMF 治疗。另外，CTX 有致胎儿畸形的风险，对于育龄期男性或女性患者，在用药期间及终止服药后 6 个月内均要避孕。

MMF 也有致畸作用，在使用 MMF 前应确认患者未怀孕，且怀孕前至少提前 6 周停止药物治疗。

48. LN 患者勿滥用免疫抑制剂，需严格选择适应证，但该用的患者应及时应用

免疫抑制剂使用时需谨慎，在使用前及使用过程中要特别注意以下几方面：①严重感染：使用前、使用中应查血常规、尿常规及特殊病原体、胸片等；②血液系统受累：使用前、使用中查血常规；③肝肾功能障碍：使用前、使用中查肝肾功能等；④生殖毒性：应严格避孕，对于有生育要求的尽可能选择生殖毒性小的药物；⑤恶性肿瘤：定期筛查；⑥特殊人群：注意儿童、孕

妇、老年人免疫抑制剂的选择以及剂量的确定。

49. LN 患者备孕期及妊娠期间无需停用羟氯喹

因 HCQ 可减少肾病复发、降低心血管事件发生率、改善预后，已被推荐作为 LN 的基础治疗药物。而对于抗磷脂抗体综合征相关肾病（APS-associated nephropathy）患者，除了抗凝、抗血小板治疗外，还需给予 HCQ 治疗。HCQ 系 FDA 妊娠药物分级 C 类药物，并是经临床使用经验证实在妊娠期安全的药物，故在 LN 患者备孕期及妊娠期间均无需停药。

（邱湘宁　整理）

EULAR 关于 SLE 女性患者生育计划的
循证建议解读

　　2016 年 7 月 25 日 EULAR 发布了一个关于 SLE 的循证建议，即 SLE 和（或）抗磷脂综合征女性患者计划生育、辅助生殖、妊娠和更年期管理及健康。就此循证建议，我想强调以下几个观点。

50. 应尽早、多次对 SLE 女性患者进行计划生育健康教育

　　SLE 是一种累及全身多系统的自身免疫病，主要好发于生育年龄阶段女性。随着 SLE 诊断和治疗水平不断提高，目前虽然不能完全治愈，但是可以控制疾病活动度，使患者长期生存。由此，生育期女性患者结婚生子成为重要的临床问题。由于性激素参与了 SLE 发病，SLE 患者在妊娠期间激素水平的变化会使病情复发或加重，所以应该在确诊 SLE 之后尽早对患者及其家属

进行健康教育，明确告知妊娠对 SLE 患者疾病的影响，妊娠时机的选择应基于医师对患者病情进行评估后和患者商量决定。

在疾病活动期以及摄入致畸药物期间应预防意外怀孕，需要严格避孕。应与患者通过权衡个体危险因素，包括一般风险因素（如高血压、肥胖、吸烟、激素依赖性癌症的家族史）和疾病风险因素，特别是疾病活动和血栓风险 [强调抗磷脂抗体（antiphospholipid antibodies，aPLs）] 之后决定采用何种有效避孕措施。SLE 患者可采取的避孕措施有工具避孕、宫内节育器（intra-uterine device，IUD）、口服避孕药物等。工具避孕适用于所有 SLE 患者，但单纯使用工具避孕达不到严格避孕效果，应配合其他避孕措施共同使用。含铜 IUD 适用于所有无妇科禁忌证的 SLE 患者，而含左炔诺孕酮 IUD 只适用于释放激素的益处超过血栓形成风险的患者，如用于减少由于抗凝所致月经出血过多的患者。在 aPL 阴性的非活动性或稳定活动性 SLE 患者中，使用组合（雌激素加孕激素）避孕药和仅孕激素避孕药物都是安全的；aPL 阳性（有或无明确抗磷脂综合征）的妇女，不宜使用组合激素（包括口服药物和透皮贴等）避孕。仅有孕激素的紧急避孕在 SLE 和（或）抗磷脂综合征患者中不是禁忌的。这些关于计划生育的健康教育应在随诊过程中多次进行并不断强化。

51. SLE 患者备孕期和怀孕期要定期监测 aPL 和抗 SSA 或抗 SSB 抗体，有异常时应及时做出相应处理

aPL 是一组能与多种含有磷脂结构的抗原物质发生反应的

抗体，是以血小板和内皮细胞膜上负电荷磷脂作为目标抗原的自身抗体，包括狼疮凝血因子（LA）、抗心磷脂抗体（aCL-IgG / IgM）和抗 β_2- 糖蛋白 I 抗体（aβ_2GP I-IgG / IgM）。aPL 与不良妊娠转归关系密切，特别是持续中至高 aPL 滴度、LA 和多个 aPL 阳性时，预示着母体和胎儿有不良后果。对于持续中、高滴度 aPL 阳性，没有血栓与不良妊娠史的 SLE 患者，应在妊娠前就服用小剂量阿司匹林，一直持续至妊娠结束后 6 ～ 8 周；对于既往有血栓史的 SLE 患者，妊娠前需服用华法林，并调整剂量至国际标准化比值（international normalized ratio，INR）为 2 ～ 3。当确认妊娠，则停止使用华法林，改为治疗剂量的普通肝素或低分子肝素注射治疗。由于产后 3 个月内发生血栓的风险极大，故产后应该继续抗凝治疗 6 ～ 12 周；如果可能，在产后 2 ～ 3 周内可以把肝素改为华法林。

抗 Ro/SSA 抗体和抗 La/SSB 抗体与新生儿狼疮的发展相关，特别是中至高水平的抗 Ro 抗体滴度与先天性心脏传导阻滞相关（低风险，0.7% ～ 2.0%）。对于血清抗 Ro / SSA 抗体和（或）抗 La / SSB 抗体阳性、或前次胎儿发生心脏异常的患者，建议从妊娠 16 周开始每周行胎儿超声心动图检查。如果发现胎儿出现心脏 I 度、II 度房室传导阻滞，可以使用地塞米松或倍他米松进行治疗。

52. 对有生育要求的 SLE 患者，要尽可能在控制病情的情况下，选择对生育影响小的免疫抑制剂

SLE 疾病本身并不会降低女性患者的生育能力。然而，疾病活动性，特别是 LN 和免疫抑制药物的使用可能对生育率产生负面影响。烷化剂如 CTX 可引起月经不规则和卵巢早衰，引起卵巢早衰是存在年龄和剂量依赖性的。SLE 患者预防卵巢早衰可使用促性腺激素释放激素类似物（gonadotropin-releasing hormone agonist，GnRH-a），其具有良好的安全性和有效性。GnRH-a 常用于癌症化疗患者的卵巢保护，避免卵巢早衰的发生。推荐 SLE 患者使用 CTX 之前或者使用时同时启动 GnRH-a 的治疗。另有研究建议，在儿童期发病、年龄 <21 岁的 SLE 患者，GnRH-a 应在 CTX 开始或继续治疗之前 22 天使用。GnRH-a 可能保护 SLE 患者免受卵巢早衰的困扰，但是目前还没有关于 SLE 患者随后妊娠的数据。GnRH-a 可引起更年期样症状，但停药后可完全逆转。

服用 MMF、甲氨蝶呤（methotrexate，MTX）、CTX、雷公藤等药物的 SLE 患者建议在停药半年后再考虑妊娠。服用来氟米特者需进行药物清除治疗后再停药半年尚可考虑妊娠。SLE 患者妊娠期间可以使用的免疫抑制剂包括 AZA、环孢素 A、TAC。

53. 推荐 SLE 患者在备孕期及孕期持续使用羟氯喹

HCQ 是 SLE 治疗的基础用药，该药物能防止 SLE 病情暴

发，并增加 SLE 患者长期存活率；能防止不可逆的组织损害、血栓形成和骨质丢失；能降低 SLE 的活动性、血脂水平及亚临床动脉粥样硬化。SLE 合并妊娠患者的前瞻性研究发现，HCQ 能明显降低发生子痫前期的风险，与糖皮质激素相比保护效应更加明显。同样，HCQ 对 SLE 患者妊娠期间控制疾病活动和预防疾病发作起着有益的作用，是经临床使用经验证实在妊娠期安全的药物。HCQ 可以降低暴露于母体抗 Ro / SSA 抗体或抗 SSB 抗体的胎儿中先天性心脏传导阻滞的发生概率。对于 aPL 阳性的 SLE 患者，在妊娠期使用 HCQ，可减少血栓形成的危险。因此，推荐 SLE 患者在整个孕期服用 HCQ。

参考文献

1. Hahn BH, McMahon MA, Wilkinson A, et al. American College of Rheumatology guidelines for screening, treatment, and management of lupus nephritis. Arthritis Care Res, 2012, 64 (6): 797-808.

2. Bertsias GK, Tektonidou M, Amoura Z, et al. Joint European League Against Rheumatism and European Renal Association-European Dialysis and Transplant Association (EULAR/ERA-EDTA) recommendations for the management of adult and paediatric lupus nephritis. Ann Rheum Dis, 2012, 71 (11): 1771-1782.

3. van Vollenhoven RF, Mosca M, Bertsias G, et al. Treat-to-target in systemic lupus erythematosus: recommendations from an international task force. Ann Rheum Dis, 2014, 73 (6): 958-967.

4. Bolognia JL，Jorizzo JL，Rapini RP. 主编 . 皮肤病学 .2 版 . 朱学骏，王宝玺 . 主译 . 北京：北京大学医学出版社，2014.

5. Andreoli L，Bertsias GK，Agmon-Levin N，et al. EULAR recommendations forwomen's health and the management of family planning，assisted reproduction，pregnancy and menopause in patients with systemic lupus erythematosus and/or antiphospholipid syndrome. Ann Rheum Dis，2016 Jul 25. pii: annrheumdis-2016-209770. doi: 10.1136/annrheumdis-2016-209770.

（邱湘宁　整理）

CLE 国际指南解读

CLE 是一种主要累及皮肤的红斑狼疮，根据临床表现不同可分为多种亚型。到目前为止，尚无一种针对 CLE 的特异性治疗手段，无论是外用药物还是系统治疗药物都属于经验用药。2016 年 11 月，欧洲皮肤病学论坛（European Dermatology Forum，EDF）、欧洲皮肤病与性病学会（European Academy of Dermatology and Venereology，EADV）联合发布了 CLE 的治疗指南，针对 CLE 的治疗策略达成广泛共识。现对这一指南做一介绍并针对指南谈谈我的观点。

54. 风险因素和预防措施

长波紫外线（ultraviolet A，UVA）和 UVB 是 CLE 最重要的风险因素。在过去几年中，已有多个临床试验研究发现防晒霜对 UV 诱导的 CLE 患者具有保护作用。一个随机对照试验证实广谱防晒霜在标准环境下可有效阻止 UV 诱导的皮损出现，该结果也已被组织学和免疫组化结果证实。

吸烟也是 CLE 发病的相关因素。欧洲一个 1002 例 CLE 患者参与的多中心研究证实，吸烟可影响疾病的严重程度及抗疟药的功效。但也有其他一些研究发现吸烟对抗疟药作用的影响并不大。

药物诱发的 LE 可表现为关节痛、肌痛、浆膜炎、发热，但较少累及皮肤和系统器官（如 LN）。但相反的是，药物诱发的 CLE 可表现为各种皮肤症状。在药物诱发的 CLE 中，SCLE 最常见。

CLE 患者可出现同形反应，我们在 CLE 患者中观察到，一些刺激如外伤、手术伤疤、搔抓、接触性皮炎、袜口过紧、液氮冷冻、感染、热损伤及其他刺激所致皮肤损伤均可诱发 CLE 的皮损发作。

因此，我的建议是：①所有 CLE 患者均应避免 UV 照射，并做好日常防护措施（化学防晒和物理防晒）；②所有 CLE 患者均应补充维生素 D；③所有 CLE 患者都建议戒烟；④建议检查患者既往及现在用药史，特别是 SCLE 患者；⑤建议避免同形反应的触发因素，特别是 DLE 患者。

55. SLE 患者的妊娠和激素治疗

一项 107 名怀孕的 SLE 患者参与的研究显示，妊娠状态的 SLE 患者受累最多的器官是皮肤和关节。另外一项有 41 例 SLE 患者和 34 例 DLE 患者参与的研究显示，在接受 2 年以上激素替代治疗后发病风险更大；而对照组单独使用雌激素治疗发病风险最高，联合使用促孕激素治疗则可起到保护作用。非活动性或稳定活跃状态下的 SLE 患者使用含雌激素的激素避孕方法无增加疾病活动性的风险。

因此，我的建议是：① CLE 患者和合并抗磷脂综合征的患者不建议使用含雌激素的激素避孕方法；② CLE 患者不建议使用雌激素替代治疗；③妊娠或哺乳期的活动性患者，建议 HCQ 作为一线治疗药物；④建议在妊娠期持续使用 HCQ 治疗；⑤妊娠期或哺乳期的活动性或复发性 CLE 患者对 HCQ 治疗抵抗者可选择氨苯砜；⑥对于妊娠期或哺乳期的患者，系统激素治疗（泼尼龙或甲泼尼龙）剂量不应超过 10 ～ 15mg/d；⑦育龄期妇女在没有有效避孕措施的情况下不建议使用 MTX、MMF、麦考酚酯酸、维甲酸、反应停。

56. CLE 患者外用糖皮质激素的使用原则

外用糖皮质激素是治疗局限性 CLE 的主要方法，但只有很少的对照研究证实其有效。2009 年一项针对 DLE 的研究比较了 0.05% 氟轻松醋酸酯（强效激素）和 1% 氢化可的松（弱效激素）对 DLE 的治疗作用，经过 6 周治疗，27% 使用氟轻松醋酸酯的患者取得了显著效果，明显高于使用氢化可的松的患者（9.8%）。该研究证实强效激素对 DLE 的皮损治疗效果更好。当然，糖皮质激素毕竟有它的不良反应，比如引起皮肤萎缩、毛细血管扩张、激素依赖性皮炎等。因此，外用糖皮质激素一定要间歇性使用，而且一次性使用时间不能超过数周。

因此，我的建议是：①对于所有 CLE 的皮损都建议将外用糖皮质激素作为一线治疗，但时间最多数周；②对于皮损广泛者和（或）有瘢痕风险者建议联合使用抗疟药。

57. CLE 患者钙调磷酸酶抑制药的使用原则

现在市面上已有 0.03% 和 0.1% 的他克莫司软膏及 1% 吡美莫司软膏可用于特应性皮炎。已有很多研究证实了钙调磷酸酶抑制药也可用于包括 CLE 在内的其他炎症性皮肤病。其主要优势在于钙调磷酸酶抑制药安全性更高，它不会引起皮肤萎缩、紫癜或毛细血管扩张等不良反应。一项多中心随机双盲安慰药对照临床试验囊括了各种亚型的 CLE 患者 30 例，研究发现，使用 0.1% 他克莫司软膏可显著改善 CLE 患者的水肿和红斑，但对脱屑和肥厚无明显效果，对主观症状如感觉迟钝亦无改善。1% 吡美莫司软膏的治疗文献更少。有研究显示，在使用 1% 吡美莫司软膏治疗 8 周后，DLE 活动性可降低 84%，而对照组使用倍他米松 17- 戊酸酯 0.1% 软膏的患者可下降 73%，两者之间无统计学差异。

因此，我的建议是：①对于活动性、水肿性 CLE 皮损，尤其是面部皮损，钙调磷酸酶抑制药（0.1% 他克莫司软膏）可作为一线选择药物或二线外用治疗药物；②对于皮损广泛者和（或）有瘢痕风险者建议联合使用抗疟药。

58. CLE 患者维甲酸类外用药和其他外用药物的使用原则

外用维甲酸类药物对顽固性 CLE，特别是肥厚型 DLE 皮损有效。0.05% 他扎罗汀凝胶、0.025% 维甲酸凝胶、0.05% 维甲酸乳膏等都可以用于 CLE。另外，一项随机双盲 II 期临床试验显示，0.5%R- 沙丁胺醇（一种 β_2 肾上腺素受体增效剂）对 CLE 可能有作用，但尚未被证实。咪喹莫特对 CLE 的疗效尚存争议。

因此，我的建议是：①对于难治性角化过度的 CLE 皮损，建议将外用维甲酸类药物作为二线治疗；②建议将 R- 沙丁胺醇作为难治性 DLE 的二线外用药物治疗；③不建议将咪喹莫特用于治疗 CLE。

59. CLE 患者 UV 治疗、冷冻疗法及激光治疗的使用原则

虽然，UV 治疗、冷冻疗法及激光治疗用于 CLE 的治疗已有散在报道，但是，可能存在因光敏性和同形反应诱发新皮损的不良反应。

因此，我的建议是：①不建议任何 UV 治疗用于 CLE 患者；②不建议冷冻治疗用于 CLE 皮损；③不建议激光治疗用于活动性 CLE 皮损，激光治疗只能是有经验的皮肤科医师谨慎选择皮损（如毛细血管扩张）后再使用。

60. CLE 患者系统治疗中抗疟药的使用原则

抗疟药包括氯喹、HCQ 和奎纳克林（也称疟疾平）。从很早开始，抗疟药就被认为是治疗所有 CLE 亚型的一线系统治疗药物，它不仅能治疗 CLE 患者已存在的皮损，还能阻止系统疾病的进一步发展。但到目前为止，只有两个随机双盲试验验证了这个结果。有研究比较了 HCQ 和阿维 A 对 CLE 的治疗效果，结果显示近 50% 使用 HCQ 的患者得到了改善，而用阿维 A 治疗的患者也有 46% 得到了改善。在 33 例有活动性皮损的 SLE 患者中比较了氯苯吩嗪和氯喹的治疗效果，结果显示使用氯苯吩嗪治疗的患者中 18.8% 得到完全缓解，而用氯喹治疗的患者中 41.2% 得到完全缓解，差异并不明显。另外，对于严重或皮损广泛的 CLE 患者，HCQ 经常被作为首选药物，特别是对于那些有瘢痕风险和有可能发展成系统疾病的患者更是如此。抗疟药也被建议为所有 SLE 患者的标准治疗药物。氯喹和 HCQ 的主要不良反应是视网膜毒性，患者需要定期做视网膜检查。美国眼科学会建议 HCQ 的使用最大剂量为 5.0mg/（kg·d），而氯喹的最大使用剂量为 2.3mg/（kg·d）。对于那些对氯喹或 HCQ 治疗抵抗的患者，在更改治疗方案之前一定要确认该 CLE 患者是否一直在坚持治疗。另外，吸烟、播散性 DLE 以及合并 SLE 都与抗疟药治疗抵抗明显相关。如果氯喹或 HCQ 单独给药疗效不佳，可增加奎纳克林（100mg/d），不仅可以增加疗效，且不会增加视网膜毒性。奎纳克林最常见的不良反应是皮肤黏膜的黄色变性，最严重的不良反应是再生障碍性贫血，但很少见，而且与剂量和治疗持续时间有关。抗疟药和抗生素（磺胺类）是引起葡萄糖－6-磷酸脱氢酶（glucose-6-phosphate dehydrogenase，G6PD）缺乏患者红细胞溶解最常见的突发因素。因此，现在很多国家在使用抗疟药治疗前都会进行 G6PD 活性测定。

因此，我的建议是：①抗疟药应作为所有严重或皮损广泛的 CLE 患者，尤其是有瘢痕风险和有可能发展为系统疾病患者的一线治疗和系统治疗药物；②对于治疗抵抗的患者，建议加用奎纳克林与 HCQ 或氯喹联合使用；③对于使用 HCQ 或氯喹有禁忌的患者，建议单独使用奎纳克林；④所有使用 HCQ 或氯喹的 CLE 患者都建议在使用前进行眼科检查，使用 5 年以上者需每年定期检测；⑤对于治疗抵抗的患者建议检测 HCQ 或氯喹血药浓度；⑥在使用抗疟药之前建议进行 G6PD 活性测定。

61. CLE 患者系统治疗中糖皮质激素的使用原则

一个前瞻性多中心队列研究显示，系统使用糖皮质激素治疗对 94.3% 的 CLE 患者有效，是所有治疗 CLE 的系统药物中有效性最高的。另外，系统使用糖皮质激素也是 ACLE 患者中最常使用（58.1%）和最成功（96.8%）的方法。常用剂量为 0.5 ~ 1.0mg/（kg·d），2 ~ 4 周后逐渐减至维持量（≤ 7.5mg/d），另外也可使用 1.0 g 甲泼尼龙静脉注射 3 天的冲击治疗法。

我的建议是：①对于严重及广泛性活动性 CLE 皮损，除了抗疟药外，系统使用糖皮质激素可作为一线治疗；②建议在病情控制后尽快将糖皮质激素剂量减至最小维持量；③ CLE 患者若无系统症状不建议长期使用糖皮质激素；④不建议 CLE 患者使用甲泼尼龙静脉注射冲击疗法。

62. CLE 患者系统治疗中 MTX 的使用原则

MTX 已经成功用于治疗难治性 SCLE 和 DLE，也是 SLE 患者的治疗选择之一。一个回顾性研究结果显示，在 43 例各型 CLE 患者中，给予静脉注射 MTX（每周 15 ～ 25mg），98% 的患者得到了明显改善。改善最明显的是 DLE 和 SCLE 患者，有 7 例患者由于不良反应终止治疗。目前为止，对于 MTX 治疗 CLE 患者的总疗程尚无定论，在治疗期间需要服用叶酸来减少不良反应。对于大多数患者而言，MTX 的肝毒性风险很低，但也要考虑其他一些风险因素，如患者是否有饮酒、肝炎、肥胖、2 型糖尿病及是否同时服用其他可能增加肝毒性的药物。

因此，我的建议是：MTX 可作为难治性 SCLE 和 DLE 的二线治疗。

63. CLE 患者系统治疗中维甲酸的使用原则

美国皮肤病学会在 1996 年指南中就将维甲酸作为 CLE 的二线系统治疗。阿昔曲丁对于疣状 DLE 的角化过度皮损效果特别好。还有报道称联合使用阿维 A、氯喹和奎纳克林可完全治愈肥厚性 DLE。另有个案报道称，使用异维甲酸 1 个月可显著改善 SCLE。阿维 A 和异维甲酸在 CLE 中的建议剂量为 0.2 ～ 1.0mg/（kg·d），大部分在给药后 2 ～ 6 周起效，但停药后常复发。维甲酸有致畸作用，所以在服药期间以及服药后都应该采取有效避孕措施。

我的建议是：当 CLE 患者特别是疣状 CLE 对其他治疗无效时，维甲酸可作为二线系统用药。

64. CLE 患者系统治疗中氨苯砜的使用原则

建议：①氨苯砜可作为大疱性红斑狼疮的一线治疗；②氨苯砜可作为难治性 CLE 的二线治疗；③氨苯砜治疗建议从低剂量开始（50mg/d），最大剂量不超过 1.5mg/kg，治疗前需进行 G6PD 活性检测。

65. CLE 患者系统治疗中 MMF 的使用原则

建议：①对于难治性 CLE 患者，MMF 可作为三线治疗选择；②推荐起始剂量为 2×500 mg/d，可根据治疗反应增加至 3g/d；③麦考酚酯酸可作为 MMF 的一种选择。

66. CLE 患者系统治疗中沙利度胺的使用原则

建议：①沙利度胺可选择性用于部分难治性 CLE 患者，配合抗疟药一起使用；②起始剂量为 100mg/d，临床起效后逐渐减至最小维持量；③要规避沙利度胺镇静和致血栓的不良反应，避免发生多神经病变；④要特别注意对胎儿的严重致畸作用，孕妇及哺乳期禁用。

67. 其他药物及治疗方法的使用原则

建议：① CLE 患者若无系统症状，不推荐使用 AZA、CTX 和环孢素；② 不推荐使用抗生素或抗菌药（氯苯吩嗪/磺胺/头孢）治疗 CLE；③ 不推荐静脉注射免疫球蛋白用于 CLE 治疗；④ 不推荐贝利木单抗、利妥昔单抗、抗 CD4 抗体用于 CLE 治疗；⑤ 不推荐 TNF-α 抗体、IFN-α、来氟米特、达那唑、体外光疗用于 CLE 的治疗。

参考文献

1. Kuhn A，Gensch K，Haust M，et al. Photoprotective effects of a broad-spectrum sunscreen in ultraviolet-induced cutaneous lupus erythematosus：a randomized，vehicle controlled double-blind study. J Am Acad Dermatol，2011，64（1）：37-48.

2. Patsinakidis N，Wenzel J，Landmann A，et al. Suppression of UV-induced damage by a liposomal sunscreen：a prospective，open-label study in patients with cutaneous lupus erythematosus and healthy controls. Exp Dermatol，2012，21（12）：958-961.

3. Zahn S，Graef M，Patsinakidis N，et al. Ultraviolet light protection by a sunscreen prevents interferon-driven skin inflammation in cutaneous lupus erythematosus. Exp Dermatol，2014，23（7）：516-518.

4. Kuhn A，Sigges J，Biazar C，et al. Influence of smoking on disease severity and antimalarial therapy in cutaneous lupus erythematosus：analysis of 1002 patients from the EUSCLE database. Br J Dermatol，2014，171（3）：571-579.

5. Wahie S, Daly AK, Cordell HJ, et al. Clinical and pharmacogenetic influences on response to hydroxychloroquine in discoid lupus erythematosus: a retrospective cohort study. J Invest Dermatol, 2011, 131 (10): 1981-1986.

6. Pretel M, Marques L, Espana A. Drug-induced lupus erythematosus. Actas Dermosifiliogr, 2014, 105 (1): 18-30.

7. Biazar C, Sigges J, Patsinakidis N, et al. Cutaneous lupus erythematosus: first multicenter database analysis of 1002 patients from the European Society of Cutaneous Lupus Erythematosus (EUSCLE) . Autoimmun Rev, 2013, 12 (3): 444-454.

8. Lee NY, Daniel AS, Dasher DA, et al. Cutaneous lupus after herpes zoster: isomorphic, isotopic, or both? Pediatr Dermatol, 2013, 30 (6): e110-e113.

9. Bardazzi F, Giacomini F, Savoia F, et al. Discoid chronic lupus erythematosus at the site of a previously healed cutaneous leishmaniasis: an example of isotopic response. Dermatol Ther, 2010, 23 (S2): S44-S46.

10. Berger E, Robinson M, Patel R, et al. Koebner phenomenon to heat in cutaneous (discoid) lupus erythematosus (lupus ab-igne) . Dermatol Online J, 2012, 18 (12): 17.

11. Ambrósio P, Lermann R, Cordeiro A, et al. Lupus and pregnancy—15 years of experience in a tertiary center. Clin Rev Allergy Immunol, 2010, 38 (2-3): 77-81.

12. Schultheis K, Messerschmidt A, Ochsendorf F. Topical therapy of inflammatory dermatoses, pruritus and pain, as well as hyperhidrosis. Hautarzt, 2014, 65 (3): 197-206.

13. Kuhn A, Gensch K, Haust M, et al. Efficacy of tacrolimus 0.1% ointment in cutaneous lupus erythematosus: a multicenter, randomized, double-blind, vehicle-

controlled trial. J Am Acad Dermatol, 2011, 65 (1): 54-64, 64.e51-52.

14. Terao M, Matsui S, Katayama I. Two cases of refractory discoid lupus erythematosus successfully treated with topical tocoretinate. Dermatol Online J, 2011, 17 (4): 15.

15. Chan MP, Zimarowski MJ. Lupus erythematosus-like reaction in imiquimod-treated skin: a report of 2 cases. Am J Dermatopathol, 2011, 33 (5): 523-527.

16. Ermertcan AT, Gencoglan G, Eskiizmir G, et al. Microinvasive squamous cell carcinoma arising in discoid lupus erythematosus lesions successfully treated with imiquimod 5% cream. Indian J Dermatol Venereol Leprol, 2013, 79 (1): 115-117.

17. Barr KL, Konia TH, Fung MA. Lupus erythematosus-like imiquimod reaction: a diagnostic pitfall. J Cutan Pathol, 2011, 38 (4): 346-350.

18. Winkelmann RR, Kim GK, Del Rosso JQ. Treatment of cutaneous lupus erythematosus: review and assessment of treatment benefits based on Oxford Centre for evidence-based medicine criteria. J Clin Aesthet Dermatol, 2013, 6 (1): 27-38.

19. Marmor MF, Kellner U, Lai TY, et al. Recommendations on Screening for Chloroquine and Hydroxychloroquine Retinopathy (2016 Revision). Ophthalmology, 2016, 123 (6): 1386-1394.

20. Costedoat-Chalumeau N, Pouchot J, Guettrot-Imbert G, et al. Adherence to treatment in systemic lupus erythematosus patients. Best Pract Res Clin Rheumatol, 2013, 27 (3): 329-340.

21. Chang AY, Piette EW, Foering KP, et al. Response to antimalarial agents in cutaneous lupus erythematosus: a prospective analysis. Arch Dermatol, 2011, 147 (11): 1261-1267.

22. Sigges J, Biazar C, Landmann A, et al. Therapeutic strategies evaluated by the European Society of Cutaneous Lupus Erythematosus (EUSCLE) Core Set Questionnaire in more than 1000 patients with cutaneous lupus erythematosus. Autoimmun Rev, 2013, 12 (7): 694-702.

23. Kuhn A, Ruland V, Bonsmann G. Cutaneous lupus erythematosus: update of therapeutic options Part II. J Am Acad Dermatol, 2011, 65 (6): e195-213.

24. Miyawaki S, Nishiyama S, Aita T, et al. The effect of methotrexate on improving serological abnormalities of patients with systemic lupus erythematosus. Mod Rheumatol, 2013, 23 (4): 659-666.

25. Green PJ, Pasternak S. Hypertrophic and ulcerated discoid lupus erythematosus. J Cutan Med Surg, 2012, 16 (6): 453-457.

（湛意　整理）

LE 研究领域存在争议的问题和面临的挑战

68. SLE 的生物制剂治疗仍是机遇与挑战并存

SLE 是一种慢性自身免疫性疾病，病情呈发作 - 缓解 - 发作的交替过程，SLE 死亡患者死于发病 1 年内者比例最高。其治疗目标主要是缓解症状，阻止靶器官的进一步损伤以及免疫调节减轻自身反应。临床上，大多数 SLE 患者需要长期服用糖皮质激素和（或）免疫抑制剂进行治疗。尽管糖皮质激素对不同类型 SLE 都具有很好的效果，但随着治疗时间推移，服用糖皮质激素所致器官损害的风险与日俱增，最常见的为白内障与骨质疏松性骨折。其他免疫抑制剂如 CTX、AZA 和 MTX 等可以用于治疗 SLE，但其短期和长期的不良反应不容忽视，并且此类药物并非特异性治疗药物，对疾病的活动性控制不够理想。因此，如何降低糖皮质激素使用剂量，寻找无毒、有效且更具特异性的治疗方法是一直以来 SLE 疾病治疗与管理的重大挑战。

随着 SLE 发病机制在分子生物学和细胞免疫学方面研究进展的深入，靶向 SLE 的特异性生物治疗也在不断发展。目前用于 SLE 的生物制剂包括影响 B 淋巴细胞活化（如利妥昔单抗、贝利单抗、依帕珠单抗）、T 淋巴细胞与 B 淋巴细胞相互作用（如 Abatacept）、细胞因子相关（如托珠单抗、Anakinra、英夫利昔单抗）及免疫耐受相关生物制剂。

2011 年，作为一种可阻断 B 淋巴细胞活化因子的生物制剂，贝利单抗被美国 FDA 批准用于治疗 ANA 阳性、活动期并已接受标准治疗的 SLE 患者，这是 56 年来美国 FDA 批准的首个治疗 SLE 的新药。但是，其他大多数生物制剂都没有经过大规模临床试验验证，缺乏长期疗效和安全性临床资料，其有效性、安全性仍需要观察、论证。例如，利妥昔单抗是抗 B 淋巴细胞 CD20 单克隆抗体，可清除人体内异常增生的 B 淋巴细胞。在两项重要的Ⅲ期随机对照试验研究中，随访 SLE 患者 1 年，结果显示，利妥昔单抗的效果和对照组无明显差异。但同时又有很多小样本或个案证实其有效性。目前仅在患者常规治疗无效，对一种免疫抑制剂无反应或无法耐受，需要大剂量使用糖皮质激素的情况下，推荐使用利妥昔单抗，并且需要密切监测其可能导致和加重各种类型感染的不良反应。TNF-α 拮抗剂已经被证实对寻常型银屑病和关节型银屑病具有确切治疗效果，可以快速清除皮损、延长缓解期并阻止关节的进一步毁损。有报道显示，英夫利昔单抗能缓解 SLE 患者的临床症状，如改善关节症状、降低尿蛋白水平，但对自身抗体无显著影响。相反，它可以刺激机体产生自身抗体，诱发狼疮样综合征，停药后可缓解。因此，其安全性和有效性仍有待进一步观察。

此外，由于不同 SLE 患者的临床表现具有明显异质性，同种生物制剂在不同 SLE 患者中的临床疗效也不尽相同。如何甄别不同类别的 SLE 患者适用于哪一类生物制剂也是临床工作的巨大挑战之一。生物制剂在 SLE 治疗作用中的地位仍需要长期、大规模的观察研究来明确。

69. SLE 活动性评分标准尚未统一

SLE 以多种多样的临床表现和复杂的实验室检查结果为特点，给临床医师的诊断和病情监测带来很大困扰。具有同样临床表现的患者可能处于完全不同的疾病阶段。例如，同样表现为蛋白尿的不同 LN 患者，其病情可能处于稳定期、恢复期、甚至进展期。对于 SLE 治疗的期望是阻止病情活动及复发，尽量避免药物不良反应和并发症，因此，迫切需要一个能全面指导临床治疗及准确判断预后的 SLE 活动性评分体系。

国外大约有 60 余种 SLE 活动指数系统，国内尚无公认的判断标准。目前国际上较为广泛使用的，可行性、敏感性、可靠性及特异性较好的评分系统包括 PGA、BILAG Index、SLAM、SLEDAI、ECLAM 及狼疮活动计算标准（Lupus Activity Criteria Count，LACC）6 种。其中，BILAG Index 是对每个器官系统分别做出评分，其余 5 种是对患者整体病情的总评分。

PGA 是医师直接询问或观察患者在过去 2 周内全身各方面情况后进行主观评分，敏感性高，但主观性较强，可因观察者不同而得出不同结论。

BILAG Index 最早由英国狼疮评估小组于 1984 年提出，先后经历多个版本，目前新版本为 BILAG-2004，该版本将器官系统改为 9 个，囊括了 97 个项目，增加了 SLE 在消化道和眼部的临床表现相关评分项目，血管方面的评估不再作为一个整体，而是分散合并到各个系统。并且，经变动后，设立了应用于妊娠期 SLE 患者的评分系统（BILAG 2004-Pregnancy index）。该系统分别对各个器官评分，无总体评分，可以准确判断 SLE 患者某个器官系统病情的严重程度，但其内容非常复杂，过程繁琐，需计算机辅助，重复性差。

SLEDAI 是目前应用最广泛的评分系统，于 1992 年确立，评估患者就诊前 10 天内的情况，包括 24 项，代表 9 个方面：中枢神经系统损害、血管损害、肾损害、肌肉骨骼损害、浆膜损害、皮肤损害、免疫学异常、全身症状和血液学异常。患者符合的项目即被记录相应分数而不计患者与过去相比病情是否有所变化。该评分临床操作简单，但患者症状的严重性在 SLEDAI 系统内没有体现，可能使轻中度临床症状被忽视，影响敏感性。由于 SLEDAI 只关注于评估患者新出现或复发的症状而忽视了持续存在的病变，故进行了修改，增加了记录蛋白尿、皮疹、脱发、黏膜溃疡等慢性损伤的因素，制定了 SLEDAI-2000 评估体系。该评估体系的可靠性在回顾性研究中得到了证实。但又有研究发现，BILAG-2004 在 SLE 疾病活动性评估方面要强于 SLEDAI-2000。

LACC 有 18 项临床表现及免疫指标，涉及项目较少，无特殊免疫学检查，可操作性较强，但该指数特异性相对较差。

SLAM 由覆盖 11 个器官系统及 8 项实验室检查的 30 项指标组成，评估时间为就诊前 1 个月，包含了患者主观感受的指标，无特殊免疫学检查的指标。

ECLAM 涉及 10 个器官系统和 2 个免疫学检查，共 12 个方面。该系统包括了持续病变评分，用相关指标准确监测 SLE 患者的慢性损伤，但 ECLAM 对于持续病变的时间范围未做出限制，会影响 SLE 复发的判断。ECLAM 可行性强，经临床研究证实，略作改动即可用于孕产妇及儿童患者的评估，尤其能准确反映孕产妇在特殊生理时期的病情活动性，为用药提供重要线索。

上述评分指数系统各有优缺点，当对患者进行病情评估时，需要了解其无法覆盖的指标和内容，避免遗漏，从而对患者病情做出尽可能准确的判断，用于指导临床治疗。

70. LN 的免疫抑制剂治疗仍需加大循证医学研究

根据国际肾脏病学会 / 肾脏病理学会（International Society of Nephrology，ISN/Renal Pathology Society，RPS）2003 年 LN 分类标准，LN 分为 I ～IV 型，该分类的局限性为以肾小球病变为主，而忽略了肾小管间质病变及抗磷脂抗体相关的血管病变。根据不同的病理类型，采取不同的治疗策略。 I 型和 II 型 LN，一般不需要免疫抑制治疗。针对 LN 治疗的研究主要集中在Ⅲ型、Ⅳ型和Ⅴ型 LN。免疫抑制剂治疗 LN 可分为诱导期和维持期。目前有许多 LN 的治疗指南，包括 ACR 指南和 EULAR 指南。无论诱导期或维持期，糖皮质激素是治疗的基础药物，但在预防 LN 复发方面疗效不显著。因此，在治疗 LN 的同时，常采用糖皮质激素联合免疫抑制剂的疗法。

（1）诱导期免疫抑制剂治疗

1）CTX：临床试验已经证实，大剂量静脉用 CTX（500 ~ 1000mg/m²，治疗 6 个月，静脉滴注）联合甲泼尼龙冲击疗法（NIH 方案）对活动期 LN 可起到有效的诱导缓解作用，且该方案也是目前临床上最为广泛采用的。但其不良反应较大，可能出现严重感染、出血性膀胱炎、性腺功能损害等。其中，性腺功能损害在一定程度上限制了 NIH 方案的应用。此外，欧洲临床试验发现，使用 CTX 低剂量（500mg/ 次，每半个月 1 次，治疗 3 个月，静脉滴注），3 个月后改为 AZA 代替 CTX 作为缓解期用药，结果长期随访发现该治疗有效性与 NIH 方案相当，患者耐受性好，性腺损害发生率低，但复发率高。

2）AZA：AZA 在诱导治疗 LN 方面的效果不及 CTX 冲击疗法，目前主要用于 LN 缓解期的治疗。主要优点是不良反应小，甚至可以用于妊娠期妇女，但在防止 LN 复发方面效果欠佳。

3）MMF：2000 年曾有研究发现，MMF 可用于增殖性 LN 的治疗，疗效与 CTX-AZA 组相当，且不良反应较小。但又有研究表明，MMF 和静脉用 CTX 在诱导治疗 LN 的疗效差异方面无统计学意义，不良事件发生率和病死率也基本相当。故该研究认为，MMF 治疗 LN 在疗效和安全性方面均不优于传统的 CTX。而且，MMF 价格昂贵，无法取代 CTX 成为 LN 治疗的一线用药。但临床上，对于无法耐受 CTX 或复发的 LN 患者，MMF 仍可作为有效替代药物。

4）环孢素：环孢素可作为 CTX 的有效替代药物用于 LN 的诱导和维持治疗。并有学者认为，环孢素能减少蛋白尿、减轻肾病理改变，改善肾功能和减少激素用量。但这些仍需大规模临床研究来证实。环孢素的不良反应主要是对血压和肾功能有影响，在用药期间需要监测血压和肾功能。

5）普乐可复（FK506）：在弥漫增殖性 LN 的治疗方面，FK506 用于传统的激素联合 CTX 静脉冲击治疗。小样本研究发现，对于IV型 + V型 LN 等混合型病变，通过 FK506 联合 MMF 及激素的多靶点治疗，可明显提高缓解率。但这仍需长期大规模临床试验证实。

（2）维持期免疫抑制剂治疗：安全有效的维持期治疗能预防 LN 复发，避免不可逆肾损伤，延长患者生存期。临床研究发现，在 LN 的维持期治疗中，MMF 和 AZA 是较长期静脉用 CTX 更为安全有效的治疗方法。而 MMF 和 AZA 在 LN 维持期治疗中的疗效差别仍有待大规模临床试验来明确。

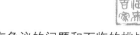

71. 不完全系统性红斑狼疮与未分化结缔组织病分界不清

不完全系统性红斑狼疮（incomplete lupus erythematosus, ILE）是指患者具有 SLE 样临床表现及血清学特点，但是又不完全符合 ACR 修订的 SLE 分类标准，这种患者也被称为隐匿型狼疮。

SLE 分类标准在 SLE 患者的诊断中发挥了重要作用，通过排除不满足 4 项典型症状的患者，最大限度降低不同人群的异质性。因此，至少满足 ACR 诊断标准中的 4 项一直被认为是 SLE 临床诊断的必备条件。但需要注意的是，SLE 是一个复杂的疾病，而并非仅仅局限于 ACR 诊断标准中的症状。许多疾病活动性评判系统如 SLEDAI、BILAG 和 ECLAM 等囊括了一系列对于个体化治疗非常重要的临床表现（如血管炎、发热）。但是，ACR 诊断标准并未涵盖这些症状，而严重的临床表现远远比诊断过程中满足标准的个数更加重要。为了弥补 ACR 诊断标准灵活性不足的缺点，有人提出对 ACR 诊断标准中的项目增加权重设置，但这种方法并未考虑到不同 SLE 症状之间的共存性问题。严格执行 ACR 诊断标准的另一个缺点是忽略了 SLE 症状之间的相互依赖性。例如，抗 dsDNA 抗体可以导致 ANA 阳性；若一个患者满足了 3 项 ACR 诊断标准，则可能由于抗 dsDNA 抗体和 ANA 之间的关系导致其最终达到了 4 项标准，进而被诊断为 SLE。此外，SLE 是一种缓慢进展的疾病，只有一小部分患者表现为急性多系统性器官损害，从而可以依据ACR标准快速诊断。LUMINA研究显示，15%的患者表现为急性多系统性损害，首次症状只有1项ACR标准的患者发展至满足4项标准的平均时间是3年，而具备2项或3项ACR标准的患者发展至满足4项标准的平均时间分别为2.5年和1年。由此可以得出，LUMINA研究中绝大多数SLE患者经历了一个相当长的时期，即ILE。ILE初发至SLE明确诊断的最长时间间隔是328个月。由此可见，ACR诊断标准虽被视为SLE的"金标准"，但它也具有很多自身的局限性。ILE概念的提出填补了ACR诊断标准的空白。

未分类结缔组织病（undifferentiated connective tissue diseases，UCTD）是指具有与系统性自身免疫性疾病相似的临床表现并且ANA阳性的一类患者。但UCTD并非是一个独立的疾病名称，它仅仅代表具有自身免疫疾病，但无法确定具体类型的疾病状态。由于UCTD和ILE具有许多相同的特征，因此两者之间的界限并不十分清晰。

72. 肿胀性红斑狼疮不同于Jessner淋巴细胞浸润

肿胀性红斑狼疮（lupus erythematosus tumidus，LET）是CCLE的一个亚型，临床和组织病理上与其他CLE不同，表现为曝光部位的浸润性水肿性红斑和形成无瘢痕斑块。其组织病理改变为真皮网状胶原束间有黏蛋白沉积。LET以男性多见，临床表现为肿胀浸润性红斑，表面光滑，无黏着性鳞屑及瘢痕，无表皮萎缩和毛囊角栓，可见色素减退和网状青斑，不伴系统损害。

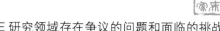

LET 和其他 CLE 相比，光敏感更明显，且与抗 Ro/SSA 抗体无关。

皮肤淋巴细胞浸润症（lymphocytic infiltration of skin）又称 Jessner-Kanof 综合征，于 1953 年首次被报道，发病机制还不很清楚。有人认为是皮肤淋巴瘤的一种。也有人在皮损中查到伯氏疏螺旋体。本病多见于 40 岁左右的女性。典型的皮损为面部皮肤出现紫红色或棕红色浸润性斑块。皮损初起为斑疹、斑丘疹或丘疹，逐渐扩大成盘状斑块，呈紫红或棕红色；有时中央消退，呈环状，质稍坚实，无鳞屑及毛囊口角栓，局部有萎缩现象。皮损数目不等，可单发也可多发。多无任何自觉症状，偶尔见瘙痒及疼痛，好发于面部及躯干部，也可累及前臂和大腿。病程慢性，可持续数周、数月或更久。本病组织病理上表皮正常，其特征性改变为在真皮血管及皮肤附属器周围有大量正常淋巴细胞浸润，有时还可累及皮下组织。本病易反复发作。治疗上无特效疗法，应避免内服糖皮质激素，因为停药或减量过程中常导致复发。由于本病为良性疾病，故主张间歇外用糖皮质激素，也可试用冷冻治疗。

73. 妊娠并非是加重 SLE 病情的因素

SLE 好发于育龄期妇女，过去认为妊娠会加重 SLE 病情，增加流产、死胎概率，并可危及孕妇生命安全。但近年来，通过前瞻性或回顾性对比研究发现，妊娠并非均可加重 SLE 病情。有国外学者收集 28 例疾病轻重不一的 SLE 孕妇，共 33 次妊娠，对照组为 28 例配对的非妊娠 SLE 患者。定期随访 24 小时尿蛋白、补体及血小板水平，发现除血小板水平外，其余各指标两组间差异无显著性，因而认为妊娠并不加重 SLE 病情。回顾性研究 1970—1988 年 46 例 SLE 孕妇，79 次妊娠，采用 SLEDAI 评价疾病的活动程度，随访 12 个月，结果发现：妊娠并不增加 SLE 活动，而妊娠初期病情稳定者在妊娠期 SLE 加重的可能性显著降低。

以往认为，妊娠后期及分娩后 SLE 容易复发，但对照研究发现，目前该观点还存在争议。有文献报道，妊娠前 3 个月 SLE 发作率最高，而也有观点认为妊娠 3 ～ 6 个月、6 ～ 9 个月及产后 SLE 发作率较高。鉴于目前尚无确切证据，因此整个妊娠期及产后都应该密切监测患者的病情变化。

之前大多数文献认为，妊娠阶段 SLE 的发作主要累及皮肤、关节，小部分为肾、血液及精神系统受累。但国外研究发现，SLE 妊娠阶段累及肾的比例超过 40%，且一半有肾病综合征，并且治疗后或产后大都恢复正常。

74. Rowell 综合征可能是 SCLE 的一个亚型

1922 年，Scholtz 首先报道了 1 例 LE 患者同时合并出现多形红斑（erythema multiforme，EM）样皮损的病例。1963 年，Rowell 等报道了 4 例 DLE 患者出现多形红斑样皮损，同时伴有斑点型 ANA、RF 阳性及抗 SjT 抗体（目前被认为是抗 La/SSB 抗体）阳性等免疫学指标异常。由于 EM 患者通常并不表现出

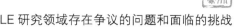

抗 SjT 抗体阳性，因此这类疾病当时被命名为 Rowell 综合征
（Rowell's syndrome，RS）。

随后，RS 综合征的报道逐渐增多，且大多数被报道患者为
中年女性。除了最初报道见于 DLE 外，RS 在 SLE 或 SCLE 患者
中也有报道。2000 年，Zeitouni 等提出 RS 的新诊断标准，其主
要标准包括：SLE、DLE 或 SCLE，多形红斑样皮损（合并或不
合并黏膜损害），斑点型 ANA；次要标准包括：冻疮、抗 Ro 或
抗 La 抗体阳性、RF 阳性。满足 3 个主要标准和至少 1 个次要标
准即可诊断 RS。RS 的治疗与单独发生 LE 时的治疗药物相似，
绝大多数已经报道的病例对于中到大剂量强的松及 AZA 或抗疟
药具有良好的治疗效果。

然而，RS 是否为一个独立的疾病成为争议。SCLE 是 1979
年首次由 Sontheimer 描述的一类疾病，属于特征性的 CLE，可
见曝光部位呈银屑病样皮损和（或）环状皮损，不伴有或仅为轻
度的系统受累，且抗 Ro/SSA 抗体常阳性，中年人也是其好发人
群之一。EM 是一个累及皮肤和黏膜组织的病谱性疾病，包括轻
度 EM、Stevens-Johnson 综合征和中毒性表皮坏死松解症（toxic
epidermal necrolysis，TEN）。EM 常由感染（疱疹病毒、支原体）
和药物（青霉素、硫磺类）引起，并且通常不伴有免疫学异常，
其典型皮肤损害为靶形损害。在实际工作中，从临床和组织病理
学角度很难完全区分 SCLE 和 EM；早期环形 - 多环型 SCLE 皮
损和 EM 非常相似。同样，在病理组织上，EM 中坏死角质形成
细胞也可见于 SCLE 患者。

斑点型 ANA 并不是 RS 的特征性抗体，可以在 SLE、混合性结缔组织病、硬皮病中呈阳性，并且常常和抗 Ro 抗体、抗 La 抗体同时出现；抗 Ro/La 抗体也可在 SCLE（70%）、SS（80%）、SLE（20%～60%）、RA 和硬皮病中呈阳性，并且在 SLE 中与光敏感和血管炎有强关联性；同样，RF 阳性也可见于 DLE（17%）、SLE（40%）、硬皮病（40%）、SCLE 和 SS 等许多疾病中。

因此，由于缺乏特异性的临床及实验室特征用于区分 RS 和 LE，有学者指出 RS 可能并非一个独立的疾病，目前更多被认为是一个 SCLE 的亚型。

参考文献

1. Bertsias GK，Tektonidou M，Amoura Z，et al. Joint European League against Rheumatism and European Renal Association–European Dialysis and Transplant Association（EULAR/ERA-EDTA）recommendations for the management of adult and paediatric lupus nephritis.Ann Rheum Dis，2012，71（11）：1771-1782.

2. Hahn BH，McMahon MA，Wilkinson A，et al. American College of Rheumatology guidelines for screening，treatment，and management of lupus nephritis. Arthritis Care Res，2012，64（6）：797-808.

3. Dooley MA，Jayne D，Ginzler EM，et al. ALMS Group. Mycophenolate versus azathioprine as maintenance therapy for lupus nephritis. N Engl J Med，2011，365（20）：1886-1895.

4. Leone A，Sciascia S，Kamal A，et al. Biologicals for the treatment of systemic lupus erythematosus：current status and emerging therapies. Expert Rev Clin Immunol，

2015, 11（1）：109-116.

5. Weidenbusch M, Römmele C, Schröttle A, et al. Beyond the LUNAR trial. Efficacy of rituximab in refractory lupus nephritis. Nephrol Dial Transplant, 2013, 28(1): 106-111.

6. Rovin BH, Parikh SV, Hebert LA, et al. Lupus nephritis：induction therapy in severe lupus nephritis - should MMF be considered the drug of choice? Clin J Am Soc Nephrol, 2013, 8（1）：147-153.

7. Lightstone L.The landscape after LUNAR：rituximab's crater-filled path. Arthritis Rheum, 2012, 64（4）：962-965.

（张鹏　整理）

疑难病例分析

作为一种谱系性疾病，LE 的临床表现多种多样，从单一皮肤受累为主要表现的 CLE 到合并多器官、多组织受累的 SLE，都具有纷繁复杂的临床表现，若不仔细甄别，往往容易误诊为其他皮肤病。如色素脱失样盘状皮肤红斑狼疮可呈现出白癜风样皮损，而丘疹鳞屑型亚急性皮肤红斑狼疮的皮损又需要与寻常型银屑病相鉴别。且不同的患者具有明显异质性，如狼疮脑病的临床表现可达数十种之多，这些都常常给临床医师能否在第一时间做出正确诊断带来困扰。此外，治疗 SLE 往往需要联合使用多种药物，如糖皮质激素和免疫抑制剂等，这些药物除了能够控制病情、延缓重要靶器官损害的进一步恶化以外，还往往会给患者免疫系统带来不利影响，导致患者免疫力低下，容易发生各种少见类型的感染，进而威胁患者生命安全。近期，我科就收治了这样 1 例特殊感染类型的 SLE 患者，现总结分析如下。

该患者是一名青年未婚女性，21 岁，在校大学生。患者曾于 2012 年 6 月因"颜面部反复红斑伴关节痛 1 年，再发 2 周"

第一次入住我科，诊断考虑"SLE"，予以糖皮质激素、HCQ 等药物治疗，病情好转后出院。出院后患者规律服用强的松、HCQ 等控制病情。2016 年 4 月患者因发现尿蛋白阳性第二次入我科住院治疗，诊断考虑：① SLE，② LN。入院后，除糖皮质激素外，加用免疫抑制剂 MMF 治疗 LN。经治疗病情控制出院，患者出院后长期服用糖皮质激素和 MMF 等药物，并定期到我科门诊随访。其母亲也曾诊断患有 SLE。

2016 年 6 月 27 日上午，患者因"头痛 6 天，神智异常 3 天"在同学陪同下来我院红斑狼疮专科门诊就诊，其同学代诉患者于 2016 年 6 月 24 日开始无明显诱因出现头痛伴恶心、呕吐，当时自认为"感冒"，未做特殊处理；但 6 月 27 日晨起后突然开始出现神情淡漠，少言寡语，不喜进食，同时出现发热（当时未测体温），但无呕吐、抽搐。门诊就诊时查体：体温 38.3℃，脉搏 110 次/分，呼吸 23 次/分，血压 120/75 mmHg，精神萎靡，不喜言语，问答反应略迟钝；心肺腹查体未见明显异常。专科检查：颜面可见散在淡红斑，无萎缩及鳞屑，四肢无红斑、丘疹。给予急查血常规、肾功能、电解质及凝血全套。下午检查结果回报显示：血常规 WBC 9.06×10^9/L，GRA% 85.8%，L 9.5%，余项正常；肾功能、电解质、凝血全套均未见明显异常。患者精神症状无改善迹象，遂收入院治疗，因病房无床，当晚于皮肤科急诊留观。留观期间患者再次出现低热（体温 37.5℃），并出现寒战、恶心，呕吐两次，为胃内容物，但无咳嗽及咳痰，无腹痛及反跳痛等；精神仍萎靡，嗜睡，服用布洛芬口服液，退热仅仅 2 小时左右又再次出现发热（体温 37.8℃）。急查降钙素原、血沉、C 反应蛋白、胸部 X 线片、腹部 B 超，同时为排除颅内感染，行头颅 CT 检查。结果显示：降钙素原、血沉及 C 反应蛋白均明显升高，提示患者存在细菌感染迹象，胸部 X 线片及腹部 B 超未见明显异常。头颅 CT 诊断意见考虑：左侧额叶大片低密度影，肿瘤？脑梗死？请神经内科会诊后，建议完善头部 MR 检查。6 月 28 日，患者行 MR 头颅平扫＋增强检查，诊断意见考虑：左侧额叶、左侧基底节区及左侧大脑脚异常信号灶，性质待查，符合狼疮脑病（血管炎）（图 11）。

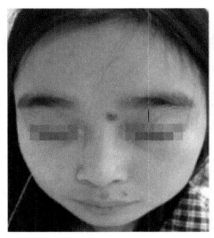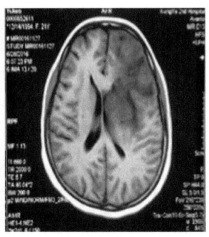

图 11　患者发病时，表情迟钝，神志不清；头颅 CT 可见明显异常信号病灶（彩图见彩插 11）

6 月 29 日，患者开始出现胡言乱语，判断力差，定向感和记忆出现障碍，思考迟缓、不连贯、杂乱，并间断出现发热（体温最高达 38.3℃）。当天患者从急诊留观区转入皮肤科病房，入院后查体：体温 38.6℃，脉搏 105 次 / 分，呼吸 23 次 / 分，血压

126/85 mmHg，精神差，营养良好，烦躁，定向力、思维力及计算力差；双侧瞳孔等大等圆，直径约 3mm，心肺腹查体未见明显异常，脑膜刺激征阴性，病理征未引出。专科检查：颜面可见散在淡红斑，无萎缩及鳞屑，四肢无红斑、丘疹。入院后，因患者既往"SLE、LN"诊断明确，目前主要为精神症状，故初步诊断考虑为"①发热、精神异常查因：狼疮脑病？颅内感染待排？② SLE，③ LN"。患者入院后精神仍不佳、诉头痛、倦怠，面部、躯干及四肢无新发皮疹。请神经内科医师会诊该患者，根据其发病、临床表现及相关检查（6 月 28 日 MR 头颅平扫＋增强），会诊意见认为，目前考虑狼疮脑病可能性较大，但因患者影像学资料显示左侧侧脑室及外侧裂池受压明显，目前行腰椎穿刺风险较大，可继续当前治疗，待病情好转后再考虑腰椎穿刺明确诊断。此时，患者病情仍逐渐加重和恶化，开始出现昏睡，定向力和判断力进一步下降，并开始出现高热（体温 39℃）。但其诊断陷入僵局，一方面其症状及影像学疑似狼疮脑病，但另一方面其发热及感染性指标又提示患者可能存在严重细菌感染，而两个诊断所导致的治疗有时截然相反，作为临床医师该如何决断成为关系到患者生命安危的重要因素。我科医师讨论后认为，患者目前诊断尚不明确，虽然头部 MR 影像学支持狼疮脑病，但仍需排除颅内感染等可能的发病原因，贸然使用激素冲击疗法具有严重风险，最终决定仍按目前治疗方法，积极给予利尿、脱水、护脑等治疗，待时机成熟后完善相关脑脊液检查以明确诊断；同时因患者间断出现发热，故再次重复行血培养＋药敏检查，并完善结核斑点试验、胸部 CT、骨髓穿刺、病毒全套等检查，排除其他相关感染原因。

正当一切变得更加扑朔迷离之时，7 月 3 日患者血培养中发现革兰阳性球菌，7 月 4 日，该血培养中细菌鉴定结果为李斯特菌。真正的致病"元凶"终于水落石出——李斯特菌。再次与患者同学联系并详细回忆其发病前的生活细节，其同学想到在患者发病前 1 周左右曾外出野炊，并食用了较多奶制品、肉制品及蔬菜沙拉。这就进一步佐证了患者接触李斯特菌的可能。根据临床药剂科会诊意见，我们立即开始给予患者抗感染治疗，使用首选药物氨苄西林 2.0g ivgtt q4h。7 月 9 日患者行腰椎穿刺检查，脑脊液常规检查结果显示：脑脊液无色，透明度清亮，细胞总数 90×10^6/L，白细胞数 80×10^6/L，单核细胞 0.80，多个核细胞 0.20，潘迪氏试验阳性，墨汁染色阴性。脑脊液蛋白 221.14 mg/L；细菌培养阴性。患者经氨苄西林治疗后，其发热得到了明显的控制，精神神经症状逐步得到了改善，思维力、定向力、记忆力、计算力等均逐步恢复（图 12）。7 月 25 日患者复查 MR 头颅平扫 + 增强检查，诊断意见显示：左侧额叶、左侧基底节区及左侧大脑脚大片混杂信号影治疗后，范围较前缩小，占位效应较前减轻，血管缘较前清晰，考虑治疗后好转。之后，患者病情好转要求出院，建议患者回当地医院继续抗感染治疗，并定期复查头颅 MR 平扫 + 增强，直至头部脓肿消退。

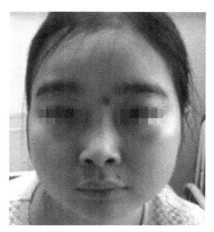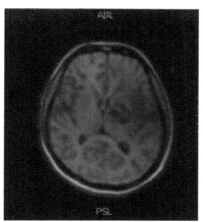

图 12　患者经氨苄西林治疗后，精神状态恢复正常，头部 MRI 接近正常（彩图见彩插 12）

　　该患者最终诊断考虑为李斯特菌引起的颅内感染。那么，李斯特菌感染是一种什么样的疾病呢？

　　李斯特菌于 1926 年在病死兔子体内首次被发现，为纪念近代消毒手术之父——英国生理学家约瑟夫·李斯特而命名，共有 7 个菌种。单核细胞增生李斯特菌（Listeria monocytogenes，简称单增李氏菌），是唯一能引起人类疾病的、也是一种人畜共患的病原菌。李斯特菌是短小的革兰阳性、无芽孢杆菌，兼性厌氧，最适在含有 CO_2 的微需氧环境中生长；直径约 $0.2 \sim 0.4$ mm、半透明、边缘整齐、微带珠光的露水样菌落，在斜射光下菌落呈典型的蓝绿色光泽。它广泛存在于自然界中，不易被冻融，能耐受较高的渗透压，在土壤、地表水、污水、废水、植物、青储饲料、烂菜中均有该菌存在，所以动物很容易食入该菌，并通过口腔 - 粪便的途径进行传播。食品常被此菌污染，常见的由产单核细胞增生李斯特菌引起的食物中毒为奶及奶制品、肉制品、水产品和水果蔬菜等。

李斯特菌可引起食物中毒，病死率高达20%～30%；最容易受影响的是孕妇、初生婴儿、老年人和免疫力较低的人群（如艾滋病、糖尿病、癌症患者）。孕妇感染李斯特菌后本人可能并不会出现严重症状，但细菌可通过胎盘传染胎儿，并可能造成流产、败血症和初生婴儿脑膜炎等严重后果。

李斯特菌所引起的脑膜炎，多见于婴幼儿、老年人及免疫功能缺陷的成人患者。其发病机制尚不清楚，与宿主免疫状态有关。在感染早期阶段，非免疫巨噬细胞缺乏杀灭该细胞的活力，但可以限制它在淋巴网状系统的增生；感染2～3天后，在T细胞激活下，更多的巨噬细胞被吸引到炎症部位，导致炎症清除。体液免疫对该菌感染无保护作用，故在细胞免疫低下和使用免疫抑制剂的患者中，该病发病率相对较高。该病临床发病过程与其他细菌性脑膜炎相似，起病急，90%病例的首发症状为发热，大多在39℃以上，有严重的头痛、眩晕、恶心、呕吐，脑膜刺激征明显，且常伴有意识障碍，如木僵、谵妄等，亦可发生抽搐。重症者可在24～48小时内昏迷。少数起病缓慢，病程较长而有反复，如病变累及脑实质则可有脑炎和脑脓肿的表现；个别发生脑干炎而出现复视、发音及吞咽困难、面神经瘫痪和偏瘫等临床表现。

实验室检查可以发现，患者外周血中白细胞总数和中性粒细胞增多，但单核细胞并不增多；脑脊液常规白细胞计数增高至数百或数千，以多核细胞为主，少数为单核细胞增多，蛋白质增高，糖降低；脑脊液涂片可发现小的革兰阳性杆菌；血和脑脊液培养阳性；并发脑脓肿患者，脑电图可见异常。诊断上，除临床表现外，确诊主要依据病原学检查，如：血及其他标本的培养、脑脊液涂片与培养等。治疗李斯特菌感染，首选氨苄西林，可以单独使用或同时联合氨基糖苷类抗生素；若对氨苄西林过敏，则首选甲氧苄啶 - 磺胺甲噁唑；头孢菌素对李斯特菌脑膜炎无效。李斯特菌不同类型感染的治疗疗程不同，败血症为 2 周，脑膜炎为 3 周，心内膜炎为 4 周，脑脓肿为 6 周。

结合分析本例患者，因其患有 SLE，需长期服用激素和免疫抑制剂治疗，属于免疫功能低下人群。SLE 最常见的死亡原因是感染。机会致病菌感染在 SLE 患者中较常发生但确诊较困难，尤其是接受大剂量激素等免疫抑制剂治疗的患者。有报道仅 20% SLE 伴机会致病菌感染的患者在死亡前得到诊断。SLE 临床表现复杂，常见临床表现如发热、头痛、关节痛等为非特异性临床症状，可见于多种内科疾病。因此，当 SLE 患者出现发热、头痛及关节痛等症状时，作为临床医师首先需要的是明确这些症状是 SLE 本身所致，还是患者合并了其他的内科疾病，应积极行相关检查排查可能的内科疾病，以免耽误病情诊断和治疗。本病例中，患者发病以头痛伴恶心、呕吐、神志不清、发热为主，往往会引导医师考虑其是否为狼疮活跃导致狼疮脑病。狼疮脑病目前临床上无特异性检查可以确诊，需要综合临床表现、病史、影像学检查及脑脊液检查等综合分析判断，同时一定要排除颅内感染，如存在颅内感染则无法使用激素冲击疗法治疗狼疮脑病。因此，如何尽快明确诊断就显得尤为关键。对于发热的患者，血培养对于致病菌及敏感药物的选择有着不可替代的重要作用。临床上，通常对于体温超过 38.5℃的患者才会进行血培养检查，但对于 SLE 一类需要长期服用激素治疗疾病的患者，使用激素可以掩盖其发热程度。本例患者正是由于长期服用激素，因而感染李斯特菌后，并未一开始便出现高热。因此，我们建议进行血培养检查的条件可以适当放宽，以免漏诊和误诊。该患者正是因为较早从血培养中发现了李斯特菌感染，才为其诊断及治疗提供了强有力的线索，最终使得患者转危为安。这提示我们，在临床工作中要摈弃惯性思维，做到具体案例具体分析，不放过任何蛛丝马迹（表 9）。

SLE 患者最易并发感染，尤其颅内感染往往严重威胁患者的生命，根据文献报道 SLE 还可发生其他颅内感染，如隐球菌脑膜炎，其临床表现多样而隐匿，早期不易发现。其诊断要点主要包括：①起病呈慢性或亚急性；②常出现发热，且无法用 SLE 本身疾病活动性加以解释；③可有头痛、神经精神症状或脑膜刺激征等临床表现；④脑脊液生化真菌培养或涂片发现隐球菌。其治疗推荐两性霉素 B 和 5- 氟胞嘧啶，联合使用可以起到协同作用，并可同时降低两性霉素 B 的用量和不良反应。因此，对于长期使用激素和免疫抑制剂的 SLE 患者，临床医师需要加强和提高辨认各种机会性感染的意识，仔细观察临床表现，拓展临床思维，不拘泥于疾病本身的临床特征，做到早期诊断和治疗，从而进一步提高 SLE 患者的生存率和生活质量。

表 9 李斯特菌性脑膜炎和狼疮脑病鉴别要点

鉴别要点	李斯特菌脑膜炎	狼疮脑病
发病人群	婴幼儿、孕妇、老年人及免疫功能缺陷的成人	SLE 活跃期患者
诱因	食用被李斯特菌感染的食物	不确定
临床表现	发热（39℃以上）、头痛、呕吐、脑膜刺激征阳性及脑局灶症状	临床表现多样，常见的包括头痛、认知功能障碍、情感障碍、癫痫、脑血管疾病、焦虑障碍
脑脊液检查	外观混浊，白细胞数为（100～10000）×10⁶/L，其中 2/3 为单核细胞，蛋白质含量高达 0.5～3.0g/L，糖量降低者仅占 40%；脑脊液涂片可见小的革兰阳性杆菌	6%～34% 细胞数增多，22%～50% 蛋白质增多，3%～8% 糖降低；40%～90% 抗神经元抗体阳性，25%～66% IgG/IgM 指数升高
MRI	并发脑脓肿可有相应的影像学改变	最常见的病变特点为皮质下或脑室周围白质区域在 T_2 加权像出现点状高密度局灶损害，大部分位于额顶部
细菌培养	李斯特菌阳性	李斯特菌阴性
治疗	首选氨苄西林	大剂量激素，鞘内注射 MTX，血浆置换，免疫球蛋白冲击
预后	总死亡率 30%，若合并免疫缺陷可达 50%	根据患者病情，预后不一

　　免疫抑制剂目前已经成为治疗 SLE 重要脏器受累的金标准药物，在过去的 40 年间，许多应用免疫抑制剂治疗 SLE 患者的临床资料表明，感染（包括上述少见的机会性感染）是其最严重、致死性的不良反应。研究表明，静脉使用糖皮质激素和（或）免

疫抑制药物是 SLE 并发感染的独立危险因素。作为 SLE 治疗的主要药物，糖皮质激素可以对免疫系统产生广泛影响。糖皮质激素与 SLE 发生感染存在剂量依赖性关系。细胞毒药物如 CTX、MMF 和 AZA，常与糖皮质激素联合应用治疗重症 SLE 患者。一项对比 CTX 和静脉甲泼尼龙冲击疗法治疗 SLE 患者的研究显示，使用 CTX 组发生感染的概率更高（26%），而甲泼尼龙冲击疗法组仅为 8%。观察 100 例使用 CTX 和大剂量糖皮质激素的 SLE 患者，在 14.4 个月的随访时间内，45 例 SLE 患者发生了感染，其中细菌感染最常见（26 例），带状疱疹（8 例）和其他机会感染（11 例）。一个有趣的现象是 CTX 似乎是免疫抑制剂中最易诱发水痘 - 带状疱疹病毒感染的药物。与使用 AZA 或激素的 SLE 患者相比，口服或静脉使用 CTX 的 SLE 患者发生带状疱疹的概率更高（47% ～ 60%，前者仅为 7% ～ 11%）。同时也发现，SLE 患者使用 CTX 与带状疱疹复发之间存在剂量依赖关系。与 CTX 相比，SLE 患者单独使用 AZA 或 MMF 导致感染的概率较低。其中，发生带状疱疹是使用 MMF 最常见的感染类型，概率约为 5% ～ 10%。因此，使用免疫抑制剂治疗的 SLE 患者，特别是服用大剂量糖皮质激素和细胞毒性药物时，需要严密警惕感染的并发症。

（张鹏　整理）

出版者后记

Postscript

　　1 年时间，365 个日夜，300 位权威专家对每本书每个细节的精雕细琢，终于，我们怀着忐忑的心情迎来了《中国医学临床百家》丛书的出版。我们科学技术文献出版社自 1973 年成立即开始出版医学图书，40 余年来，医学图书的内容和出版形式都发生了很大变化，这些无一不与医学的发展和进步相关。

　　近几年，中国的临床医学有了很大的发展，在国际医学领域也开始崭露头角。以北京天坛医院牵头的 CHANCE 研究成果改写美国脑血管病二级预防指南为标志，中国一批临床专家的科研成果正在走向世界。但是，这些权威临床专家的科研成果多数首先发表在国外期刊上，之后才在国内期刊、会议中展现。如果出版专著，又为多人合著，专家个人的观点和成果精华被稀释。

　　为改变这种零落的展现方式，作为科技部所属的唯一一家出版机构，我们有责任为中国的临床医师提供一个系统展示临床研究成果的舞台。为此，我们策划出版了这套高端医学专著——《中国医学临床百家》丛书。"百家"既指临床各学科的权威专家，也取百家争鸣之义。

　　丛书中每一本书阐述一种疾病的最新研究成果及专家观点，

按年度持续出版，强调医学知识的权威性和时效性，以期细致、连续、全面展示我国临床医学的发展历程。与其他医学专著相比，本丛书具有出版周期短、持续性强、主题突出、内容精练、阅读体验佳等特点。在图书出版的同时，同步通过万方数据库等互联网平台进入全国的医院，让各级临床医师和医学科研人员通过数据库检索到专家观点，并能迅速在临床实践中得以应用。

在与专家们沟通过程中，他们对丛书出版的高度认可给了我们坚定的信心。北京协和医院邱贵兴院士表示"这个项目是出版界的创新……项目持续开展下去，对促进中国临床学科的发展能起到很大作用"。北京大学第一医院霍勇教授认为"百家丛书很有意义"。复旦大学附属华山医院毛颖教授说"中国医学临床百家给了我们一个深度阐释和抒发观点的平台，我愿意将我的学术观点通过这个平台展示出来"。我们感谢这么多临床专家积极参与本丛书的写作，他们在深夜里的奋笔，感动着我们，鼓舞着我们，这是对本丛书的巨大支持，也是对我们出版工作的肯定，我们由衷地感谢！

在传统媒体与新兴媒体相融合的今天，打造好这套在互联网时代出版与传播的高端医学专著，为临床科研成果的快速转化服务，为中国临床医学的创新及临床医师诊疗水平的提升服务，我们一直在努力！

科学技术文献出版社

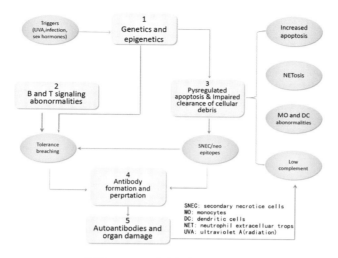

彩插 1 SLE 发病机制的总体观

在遗传基础上，受到外界环境因素的刺激（如 UV 和感染），发生 B 细胞和 T 细胞信号通路异常及异常的凋亡和减弱的凋亡物质清除，导致自身抗体的形成和沉积，最终导致组织器官损伤。其中，异常的凋亡和减弱的凋亡物质清除包括：增加的凋亡频率、NETosis（中性粒细胞死亡程序）、异常的单核细胞和树突状细胞以及低表达的补体（图片引自 64 页参考文献 1）

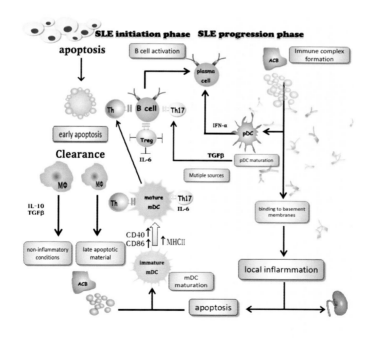

彩插 2 凋亡如何参与 SLE 的发生发展

ABC：凋亡细胞小体；Blebs：凋亡小体；EAC：早期凋亡细胞；M：巨噬细胞；mDC：髓样 DC（图片引自 64 页参考文献 7）

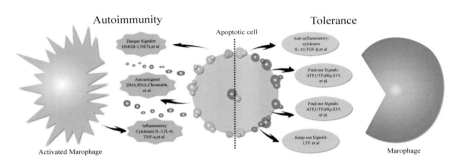

彩插 3　凋亡细胞的免疫耐受和自身免疫性（图片引自 66 页参考文献 23）

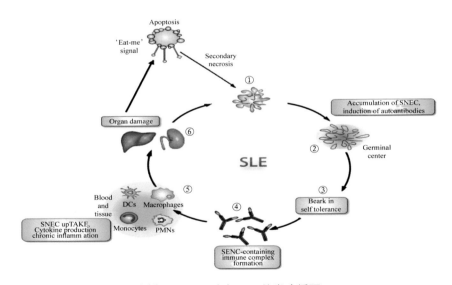

彩插 4　SNECs 参与 SLE 的炎症循环

图片引自 Muñoz LE，Lauber K，Schiller M，et al. The role of defective clearance of apoptotic cells in systemic autoimmunity.Nat Rev Rheumatol，2010，6（5）：280–289.

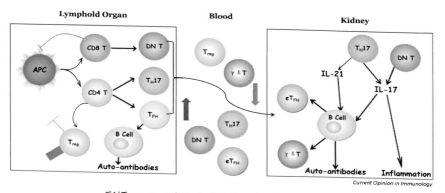

彩插 5　SLE 患者中异常的 T 细胞比例和功能

Lymphoid Organ：淋巴组织；Blood：血液；Kidney：肾；APC：抗原递呈细胞；Treg：调节性 T 细胞；Auto-antibodies：自身抗体；DN T：双阴性 T 细胞；Th17：白介素 17– 辅助型 T 细胞；Tfh：滤泡型辅助型 T 细胞；Inflammation：炎症

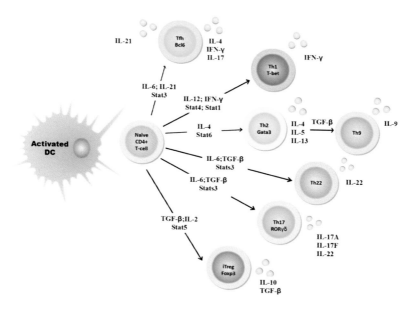

彩插 6　CD4+ T 细胞亚型

CD4+Naïve T 细胞在 DC 和细胞因子的作用下，分化为不同的 T 细胞亚群：Tfh、Th1、Th2、Th9、Th17、Th22 以及 iTreg

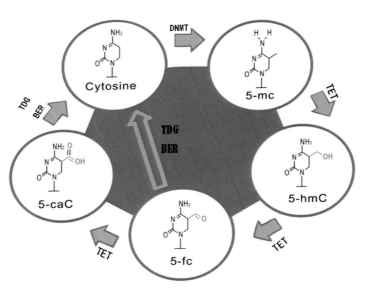

彩插 7　DNA 甲基化过程（图片引自 87 页参考文献 193）

彩插 8　DNA 甲基化和去甲基化的循环（图片引自 87 页参考文献 193）

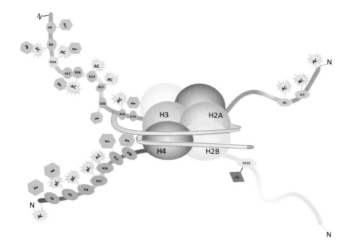

彩插 9　组蛋白及组蛋白修饰位点（图片引自 87 页参考文献 193）

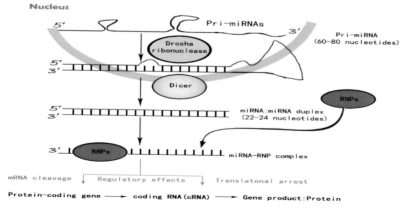

彩插 10　miRNAs 对基因表达的调控（图片引自 87 页参考文献 193）

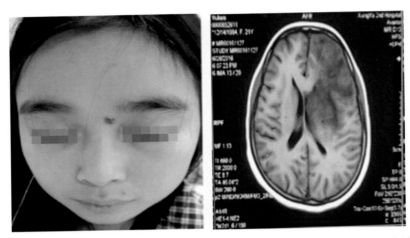

彩插 11　患者发病时，表情迟钝，神志不清；头颅 CT 可见明显异常信号病灶

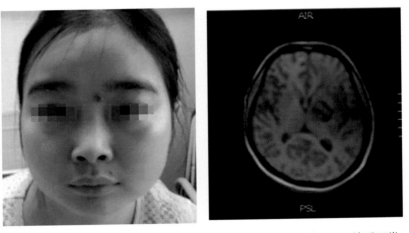

彩插 12　患者经氨苄西林治疗后，精神状态恢复正常，头部 MRI 接近正常